釋放疼痛的
5分鐘
速效 伸展

스포츠재활선문가 문훈기 박사 통증 잡는 스트레칭

文熏基 著　林育帆 譯

10種釋放疼痛伸展運動的活用術

1. 「一般疼痛」是各部位疾病的初期症狀，或院方治療後留下的慢性疼痛症狀。

2. 如果符合「一般疼痛」項目中的任何一項，就要立刻進行伸展運動。

3. 假使持續操作復健伸展操三個月，症狀依然沒有好轉，請就醫接受治療。

4. 如果符合「劇烈疼痛」項目中三項以上，建議最好就醫治療。

5. 務必在身體狀況良好的狀態下操作本書介紹的伸展運動。

6. 使用正確動作與適當強度進行伸展運動，才能提高成效。

7. 伸展運動強度應循序漸進，從低強度增進為高強度。

8. 進行伸展運動時別勉強，只要按照平時身體的活動量多寡來進行即可。

9. 進行伸展運動時應操作適合自己身體的動作，如果硬著頭皮進行會十分危險。

10. 在劇烈疼痛的情況下，僅選擇適合自己身體的一個動作，持之以恆的做下去。

目 錄 CONTENTS

PART **1** **理論篇**

瞭解身體的痛楚—— 你有多瞭解身體的痛楚？

治療自己的身體——靠疼痛部位伸展操克服！

插圖索引

前言
運動才是克服疼痛的最佳辦法

　　我以運動復健專家的身分,長期開設運動處方箋,治療患者並陪同他們進行復健,同時我也確定了一件事,即運動就是身體的最佳補藥。或許有人會說,我說的根本是理所當然,但是我所謂的「運動」是具有治療意義的運動,也就是伸展操。

　　在現實生活中,許多人與或大或小的病痛共存,被疼痛找上門的身體部位眾多,像是腰部、頸部、膝蓋、腿等等。忍住疼痛會感到難受,可是又覺得情況還沒嚴重到要去醫院,所以只要不是劇烈疼痛,人們往往會靠止痛藥解決偶爾出現的輕微疼痛問題。直到疼痛惡化、再也忍無可忍時才會就醫,才會認識我。二十年來,除了一般病患之外,我也參與了足球、棒球、排球、籃球等等各領域專業運動選手的復健過程,同時也為疼痛者究竟需要做什麼運動而懊惱,後來**我找到答案了,那就是以治療為主的運動,即復健式伸展操**。

每天規律進行伸展操,身體會怎麼樣?

　　多數因疼痛而備受折磨的人可以從疼痛中獲得解放,亦可避免發病動手術的情況發生。除此之外,也能有效舒緩腰部、膝蓋等,手術過後依然持續出現疼痛感之部位的疼痛問題。不良的生活習慣或姿勢所造成的烏龜頸、脊椎側彎等問題,多多少少也能獲得改善。以上皆為二十年來經由臨床經驗所證實的伸展操功效。

進行伸展操前必知的兩件事

　、 了解伸展操的功效後，會更想知道克服疼痛該進行何種伸展法，但是在那之前必須先瞭解兩件事。

一、確切知道自己身體的疼痛問題。

　　每個人出現疼痛的原因、部位與頻率不盡相同，因此必須確切釐清自己在痛哪裡？以及疼痛程度如何？這樣才能進行適合該疼痛的運動。運動並非盡善盡美，它對身體所造成的影響力會隨著動作、角度或強度而有天壤之別。如果運動不當，反而會為已有的痛楚或有病在身的人帶來更大的問題。醫院的醫生之所以會推薦走路、登山、游泳等一般運動作為運動處方箋，就是這個原因。因此務必要了解，一般方式的運動無時無刻充滿著危險因子，所以，第一階段先好好認識自己身體，比任何事情都來得重要。

　　此外，需釐清運動時身體是如何改善的。我們身體各個部位具有密切的關聯性，即使只是腿部出現疼痛感，脊椎也很有可能出問題。這時如果認真進行腿部運動，疼痛感會消失嗎？其實不然。因此，若不希望發生這樣的事，就得具備跟身體、運動方法或動作方式有關的基礎知識。

二、必須真的運動才行。

　　運動這件事無須額外說明，唯有持之以恆，才能獲得運動的成果。

相信運動的效力

　　由於接受治療後並不代表身體就會徹底痊癒，因此專業醫院治療完腰部或膝蓋等部位有慢性病的患者，除了開處方箋外，還會給病患一張單子，建議病患在家操作單子上所寫的運動，也就是伸展操。唯有適應運動後才算是完成治療，並從疼痛中解脫。

我相信這張單子的效力，只要確實遵照上面記載的運動動作，就能省下一筆龐大的醫療費，從此擺脫慢性疼痛。我認為要好好發揮這張單子的作用，於是秉持這個信念，寫了第一本書《因為痛，所以要做伸展操》，統一介紹各種伸展操的做法。之後看過讀者的意見回饋，我發現來醫院診斷前便已感到疼痛的病患，也需要能安全操作的伸展計畫，於是這本加強該部分的書**《釋放疼痛的 5 分鐘速效伸展》**遂應運而生。

以無數研究論文為根據，並應用長期在運動復健現場所習得的經驗，將最簡單且最有效的伸展方式收錄於這本書中。此外，為使讀者能正確操作伸展法，書中也詳細記錄各伸展操該套用在哪些症狀上才會有效，以及有何注意事項。只要持之以恆的操作這本書所介紹的伸展計畫，即使不是跟物理治療師一起進行伸展運動，亦能得到紮實的成果。最重要的是，為了不讓「獨自」進行伸展運動有任何不適感，我算是盡了最大的努力。

經營運動治療中心的二十年來，我總是對明明需要運動復健服務，但卻礙於居住在離醫院很遠的地方，或是因經濟問題等其它環境條件不足，而無法享有該服務的病患感到遺憾。透過這本書，我多少減輕了內心的重擔。

沒有人希望生病，但是為了擁有毫無病痛的身體，自己的努力是不可或缺的。而努力就是，實踐運動的意志力與付諸行動的行動力。越是用心，越是珍惜，身體便會投以健康的回報。因此，請務必進行以治療為目的的運動，相信這樣的運動終將成為紓解疼痛、擁有健康的最佳良藥。

文熏基

開始運動前的檢查事項

一、我為什麼要運動？

編造運動的理由吧！開始運動前，最該做的事莫過於把自己的心收回來。編造運動的理由，並認同該理由，這樣才能持之以恆，不會三天捕魚、兩天曬網。

大家可能會小看簡易伸展操，但是**持續做伸展操的話，便能打造健康的身體**。此外，亦能徹底揮別時而轉好、時而復發的疼痛問題。因此，找出能持續做伸展操的方法及理由，這點十分重要。

二、運動時是否會有風險？

事先預防運動事故！**大量運動未必是好事，採取正確動作來進行適合自己身體的運動才是重點**。此外，由於各項運動一定會活用到必要的肌肉，因此動作簡單並不代表沒有運動到。假如運動過後感到疼痛，該運動應屬於會引起疼痛的運動，而非能治療疼痛的運動。因此，別因為動作簡單、感覺不難就忽視它，應避免進行強度過高的運動。

三、是否有運動功效？

自己感受得到運動功效！越能感受到姿勢是否正確、疼痛感是否減輕、身體活動起來是否更輕鬆等身體的細微變化越好。**運動時，應先了解哪種運動對自己有效，也要判斷運動時機是否恰當，運動是否符合自己的身體狀態**。最重要的是，如果希望運動功效明顯奏效，採用正確方法運動及適當調整運動強度最為重要。

PART **1** 理論篇

了解身體的痛楚

你有多了解身體的痛楚？

開始進行消除疼痛的運動前，我們需要進一步了解自己的身體，清楚「為什麼會出現疼痛感」、「出現疼痛感時身體有哪些變化」、「運動時應注意什麼」為優先考量。

我們的身體既敏感又複雜，單純的「膝蓋痛」可能未必是膝蓋痛，因此需要時間好好了解自己身體的每一處，同時也要認識身體的基本構造，也就是多多少少要了解人體基本理論。

千萬要記住「知己知彼、百戰百勝」這句話。這本書精簡說明了身體相關的必知理論，了解身體的構造與疼痛原因後，將會明白該如何管理與治療自己的身體。

01
確實認識自己的身體

人體大致可分為關節與脊椎。以解剖學來說，人體由骨頭、軟骨、肌肉、韌帶、肌腱以及椎間盤等構成。軟骨位於骨頭末端；椎間盤介於脊椎骨和骨頭之間；為了支撐不完整的關節，韌帶和肌肉會彼此緊緊相連。此外，也有緊連骨頭與肌肉，幫助關節自由活動的部位，如阿基里斯腱。

當這些關節或脊椎的構造受傷、骨折、撕裂或斷掉時，就會引起疼痛。神經通過的路徑變窄或軟骨磨損導致關節彼此相觸的情況下，也會引起疼痛。另外，韌帶變粗，變得像骨頭一樣堅硬，或是不需要的骨頭長大以致活動時觸碰到肌腱，也會引發疼痛。這時，靠運動改善最有效。

運動有助於恢復突然受傷的部位，也能延緩退化性疼痛發生的時間，以及減輕接受治療時身體對疼痛的負擔。

脊椎和關節具有適應日常生活及各種活動動作的功能。比方說，坐下再起身或走路等動作，是關節早已適應的動作。儘管如此，施力方向不穩定而導致錯位時，或是突然遭受撞擊的話，關節也有可能失去穩定性。身體活動時，關節運動的角度會變大或變小，一旦關節在某個特定角度時，受到從上方施壓的力道或從旁邊加壓的力道，就有可能會失去力氣或失去平衡。

在這樣的狀況下，韌帶是第一個提供關節穩定性的構造，第二個提供穩定性的是肌肉。肌肉力道夠強的話，即使韌帶脆弱，多多少少也能消除不穩定的狀況。而**運動也是鍛鍊肌肉力道的方法**。因此，預防層面的運動所具備的重要性相當大。平時只要藉由運動來加強關節周圍的肌肉，面臨不穩定狀況時就能迎刃而解。

身體關節與骨骼位置

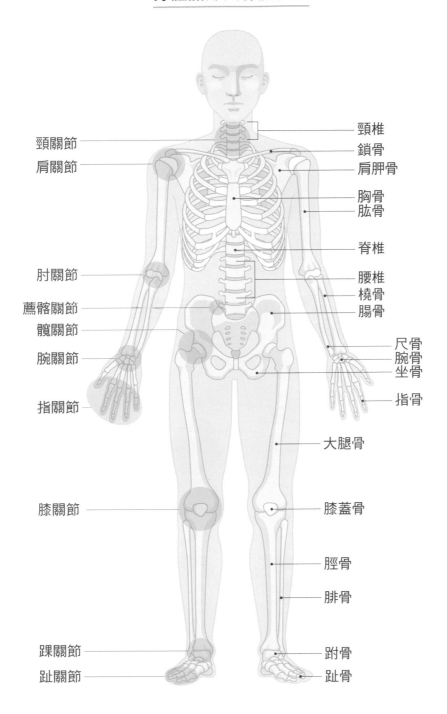

頸關節　　　頸椎
肩關節　　　鎖骨
　　　　　　肩胛骨
　　　　　　胸骨
　　　　　　肱骨
　　　　　　脊椎
肘關節　　　腰椎
薦髂關節　　橈骨
髖關節　　　腸骨
腕關節　　　尺骨
　　　　　　腕骨
　　　　　　坐骨
指關節　　　指骨
　　　　　　大腿骨
膝關節　　　膝蓋骨
　　　　　　脛骨
　　　　　　腓骨
踝關節　　　跗骨
趾關節　　　趾骨

02
疼痛與運動的關係

若說可藉由運動紓緩疼痛或預防疼痛，通常會有幾個疑問。

最常被問及的問題是，「運動究竟能減輕多少疼痛？」答案是，日常生活可以恢復正常，不受疼痛影響。 即使脊椎或關節組織有大毛病，但只要藉由運動提升肌力，便能輕鬆恢復正常生活。原因在於，即使骨頭、軟骨或韌帶有些脆弱，但只要層層覆蓋它們的肌肉變大、變結實，肌肉就能取代它們的作用。透過運動鍛鍊脊椎或關節周圍的肌肉，自然就能消除疼痛。

運動引起的血液循環變化

肌肉僵硬　　　　　　　　運動　　　　　　　血液循環順暢

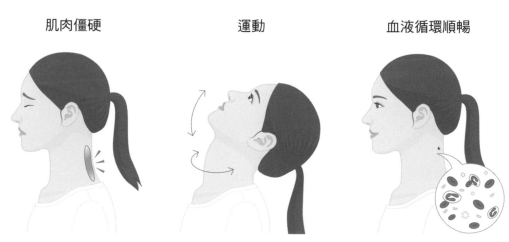

・大部分的疼痛是肌肉僵硬所造成的。
・透過運動，因僵硬、退化而出現疼痛症狀的肌肉便能獲得新鮮的氧氣、血液與營養素，重新活動自如。

肌肉在關節功能方面具有重要作用，腰部的豎脊肌、膝蓋的股四頭肌、腳踝的腓肌、肩膀的旋轉肌最具代表性。若想要避免肌肉骨骼系統受傷與預防疼痛，有必要加強這些肌肉。

　　另一個常被問及的問題是：「感到疼痛時可以運動嗎？」答案是，依主治醫生的診斷最準確。如果主治醫生建議運動，接下來運動專家會主觀地依據疼痛程度，協助患者從最安全的姿勢來開始運動。此外，運動強度會從低強度逐漸增加至高強度，這是基於復健運動原理中「漸進運動強度」的方法。逐漸增加運動強度的話，可加快肌肉的神經適應、減輕疼痛，並讓肌肉更結實。

　　即使運動時格外小心，進行復健運動期間有時也會出現輕微的肌肉痛，建議這時可以用冰塊按摩，藉以消腫或降低尚未完全恢復的肌肉組織之溫熱感，然後再慢慢開始運動。

03
疼痛的一般模式與運動效果

疼痛的類型輕則始於「僵硬痠痛」,重則「疼痛欲裂」,劃分方式通常因人而異。關節或脊椎的慢性疼痛不會因為大致做完某個動作,便感受到劇烈疼痛。

運動引起的疼痛強度變化

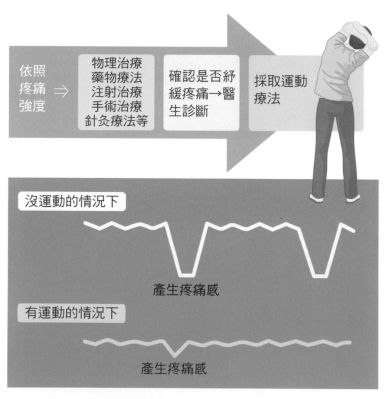

· 是否運動對疾病造成的疼痛、退化性疼痛或慢性疼痛有極大差異。
· 有運動的話,疼痛強度會減弱,疼痛出現的週期也會變長。
· 持續運動可快速恢復均衡的體態。

椎管狹窄症的演變過程

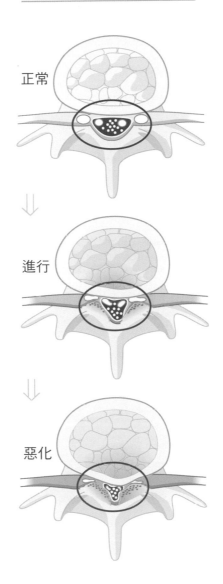

正常

⇩

進行

⇩

惡化

・椎管狹窄症，是椎間盤老化或神經周圍的韌帶、骨頭增厚，因而壓迫到神經的疾病。
・如同第二張圖（進行），椎管狹窄症初期發展過程，只要藉由肌力運動讓椎間盤周圍
　恢復活力，就能預防腰痛復發。
・如同第三張圖（惡化），一旦神經受到嚴重壓迫，稍微站一下或走路時便會伴隨劇烈
　腳痛。這種情況下，運動效果難以奏效，必須動手術才行。

此外，如果平時疲勞過度，僵硬痠痛或單純感到疼痛的狀況就會惡化，但只要好好休息又會改善。比方說，腰部疼痛原本屬於慢性疼痛，但後來可能會週期性地劇烈疼痛一次。

大多數的人有疼痛症狀時會盡速就醫，進行舒緩症狀的藥物治療或注射治療，一旦疼痛感消失，便會將曾經感到不適的事情忘得一乾二淨。日後如果劇烈疼痛又找上門，這時才會突然害怕起來，進而減少活動量。時間過得越久，漸趨脆弱的肌肉疼痛復發的週期也會隨之變短，最後形成一再感到疼痛的惡性循環。這時需要的就是運動，**精心設計的運動計畫具有中止疼痛惡性循環的最佳功用。**

當然，單一運動計畫並不能統一套用在所有類型的疼痛問題上，且運動效果也不盡相同。一般來說，外行人或病人彼此溝通交流時，如果不適症狀雷同，通常會相信或仰賴對方的治療案例。病患有時也會問我，「我家公寓對面的大叔跟我一樣都患有狹窄症，他說吃了○○的藥之後就痊癒了，所以我也效仿他，可是為什麼我沒有痊癒呢？」

實際上，如果將人體各式各樣的綜合要素普及化，勢必會產生相當可觀的誤差。雖然也有透過運動舒緩疼痛部位的疼痛感或恢復功能的案例，但是並不適用於所有病患。**被診斷出韌帶、軟骨、椎間盤等處拉傷，局部撕裂傷、局部破裂、局部脫臼、局部突出等問題的患者可對運動效果抱以期待，不至於要醫生做出臨床診斷。**即使診斷後完成醫院的治療程序，卻因脊椎的柔軟度、肌力、肌力平衡尚未徹底恢復而感到疼痛，也能透過運動計畫獲得紓緩或有效預防復發。

04
運動需合乎自己的活動量

　　運動時首先感受到的變化是，身體稍微輕盈了一點、稍微柔軟了一點，對疼痛的敏感度或不適感多少也會減輕一些。當患者自行感受到身體的變化時，便會提出如此疑問：「這樣子的身體狀態要運動到何時才行？」。

不同活動量的運動計畫

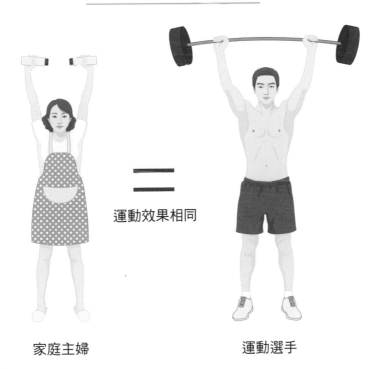

運動效果相同

家庭主婦　　　　　　　　　　　　運動選手

· 做家事的主婦和需將身體動作強度最大化的選手，日常活動量不同，因此運動時的運動量也不同。
· 家庭主婦拿礦泉水瓶運動，跟運動選手拿重量器材運動，兩者運動量的絕對值不同，但是從活動量來看，效果是相同的，等於兩種運動對雙方來說皆帶來相同效果。

儘管會因每個人的身體狀態或狀況而有所不同，若是長期患有慢性毛病的患者，我會建議運動一輩子。但若是最近才有輕微症狀且已開始預防的患者，我會建議運動只需合乎日常生活的活動量即可。

　　日常生活中，活動量大的學生、必須久坐的上班族、家事多的主婦、身體動作繁複的運動選手，以及活動量銳減的高齡人士，**各自的身體所具備的活動量不盡相同，因此運動量也必須有所差異。每個人身體的運動量只需合乎日常活動的活動量即可。**

　　許多人認為「運動量越多越好」，但是如果運動量越多越好，豈不是要不眠不休地持續運動？所謂的運動，絕不是這麼一回事。運動只需合乎自己的生活模式，合乎平時身體活動的活動量即可。

　　考慮完運動量，接下來要考慮的事情是，是否承重。用雙腳直立行走的人類走路時、站立時或坐下再起身時，皆無法擺脫體重的重量。即使搭地鐵時站著不動，也跟進行腿部運動一樣會產生運動效果，這都是因為承重的關係。就算站著不動，壓力也會持續加壓在腰部和膝蓋上。此外，在活動的情況下，不論是哪個特定角度，龐大的壓力都會加壓在關節上。比方說，上下樓梯時，膝蓋彎曲、腳接觸地面時所產生的膝蓋疼痛；坐下起身時，彎腰站起來的瞬間所感受到的腰部疼痛等。這些痛楚皆是「承重」因素所造成的。

　　日常生活中有諸多因承重而達到運動效果或受傷的情況，因此一開始運動時，最好盡可能減少體重加壓的壓力。建議初期可躺著進行腰部運動，而進行膝蓋運動時，最好也躺著或坐著操作才會安全穩定。

　　運動能使身體擺脫疼痛，並能培養體力，但並不代表過度運動、激烈運動是好事。**持之以恆地運動，且運動量合乎身體及日常生活所需，這點更重要。** 明明是為了不要生病而運動，但卻生病了，這樣是不對的。因此，運動時務必留意承重與否。除了注意承重外，也要養成運動只需合乎平時活動量即可的習慣。

承重運動計畫的差異

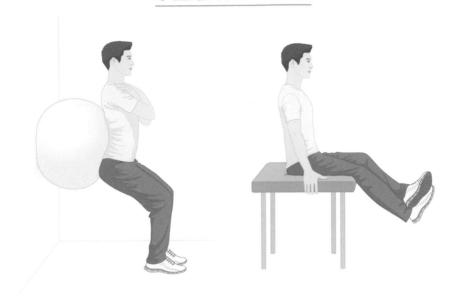

承重運動   不承重運動

· 左圖是腳掌貼地，蹲坐再起身的深蹲姿勢，受到上半身重量影響，膝蓋壓力會大增。

· 相反地，右圖是坐著操作的運動，只運用到腿部本身的重量，將腿水平抬起來，所以對膝蓋沒有太大負擔，屬於初期可操作的復健運動。

· 即使一般運動與治療運動活動到的是相同部位，但是運動計畫通常會由稍微不同的方式架構而成。

05
健身運動與復健運動的差別

　　肌肉骨骼系統醫療機構負責檢查、診斷、治療、手術等事項，復健運動中心則負責治療、術後恢復、照護慢性患者等事宜。如果說健身運動是讓健康的人更健康，那復健運動就是照護生病的人，讓他們不生病。

強健肩膀肌肉與胸部肌肉的運動

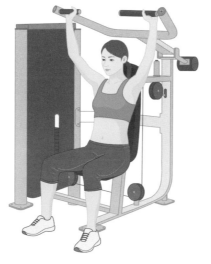

使用健身房運動器材的健身運動

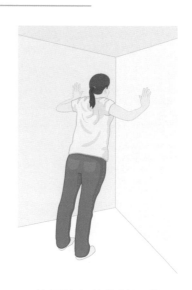

使用牆角的復健運動

‧如果說健身運動是讓健康的人更健康，那復健運動就是讓生病的人不生病。
‧復健運動不受場所與運動器材的限制，在家也能輕易操作。

此外，藉由運動功能評估，可以提出運動前的鍛鍊計畫，並事先說明預測的鍛鍊成果。附帶補充，在健身房操作的運動跟以復健為目的所操作的運動，即便是相同運動，也屬於完全不同的範疇。假設在健身房操作的運動「沒有疼痛部位」，運動概念將以促進健康為目的。然而，以復健為目的所操作的運動概念是，無論何種因素，都會讓疼痛部位恢復到疼痛前的狀態。

近來在健身房運動的人觀念大為改變。以前人們對於打造強健肌肉體魄感興趣，最近則多半是以減重、強健肌力等復健治療概念為導向的運動，希望能消除腰部、膝蓋等身體特定部位的疼痛感。

然而遺憾的是，截至目前為止，多數國內健身房並未具備跟醫院之間的協同合作系統（Collaboration，健身房與醫院之間建立溝通合作體系，整合、分工、資源共用，以加強醫療服務效率），因此對於必須確切了解原因、診斷內容與目前狀態等事項才能運動的疼痛患者來說，有一定的風險。使用錯誤方式運動或進行不符合身體狀態的運動時，會導致脊椎或關節狀態惡化，甚至會出現疼痛更加嚴重的狀況。

因此，**比起在健身房運動，在家自行操作簡易的復健運動計畫反而更理想**。由於無須使用又重又複雜的器材，因此能避免運動不當所帶來的風險。雖然一個人運動或許會有些無趣，但是只要有明確目標與堅定意志，持之以恆的運動下去，必能得到理想效果。

06
關節疼痛：受傷後才痛的與沒受傷也會痛

關節疼痛大致可分為兩種狀況：一是撞傷、跌倒或扭傷等關節受到外部巨大衝擊的情況；二是壓力一再累積進而導致退化的情況。總而言之，可分為受傷後才感到疼痛與沒受傷卻感到疼痛這兩種，這也意味著不是只有受傷才會感受到關節的痛楚。**請務必牢記，壓力一再累積的話，即使沒受傷，也會對關節造成傷害。**

因此，需格外注意沒受傷也會痛的退化性疼痛。提到退化，意指快速老化。一旦組織老化，血液供應就會變差，導致營養無法充分供應至身體各部位，進而出現靈活度減弱、肌力變差等問題。

關節的退化過程

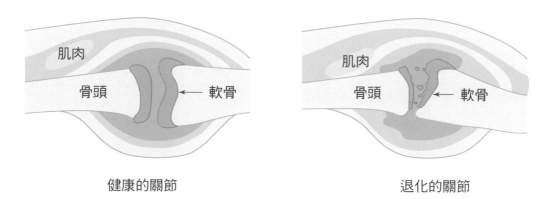

健康的關節 　　　　　　　　　　　　　　　退化的關節

· 韌帶或軟骨受損後再恢復的過程中，疼痛可能會消失，但是會留下痕跡。
· 這種情況下，如果一再重複體重加壓的活動，如走路、跳躍、坐下再起身等，壓力便會加重於軟骨上，進而成為退化性關節炎提早發生的肇因。

因此，只要上了年紀，即使沒有罹患致命疾病，也總是會有某處不太舒服或產生疼痛感。此外，人的皮膚、骨骼與肌力的年齡各自迥異，即使外表上看起來非常年輕，可是一旦使用 MRI（Magnetic Resonance Imaging，稱為核磁共振或磁力共振）這種特殊設備進行精密檢查，很有可能會發現關節早已磨損了，有時甚至看得出肌肉沒有厚度，或肌肉之間參雜脂肪的情形。如果想健康活到一百歲，別一味保養肌膚年齡，而是要透過持續運動讓關節年齡更年輕。

若是年輕時關節曾嚴重受損，關節退化的速度也會加快。我看過許多關節曾受到嚴重外傷，但沒有特殊異常，卻因為膝蓋或腰部不適而前來就醫的案例。這是因為即使以前受傷後徹底治癒了，而且生活也沒有任何不便，但是一段時間過後，該部位又會再度出現疼痛問題的關係。當然，此說法不能套用在所有人身上，可是曾經嚴重受損的關節肯定會老化得更快。除此之外，就算只是韌帶輕微受損，也必須透過持續活動增強承重量大的腳踝等部位，讓韌帶恢復健康。否則一旦時間久了，軟骨也會跟著受損，甚至有需要安排大手術的風險。

一般來說，病患感到不適後，只要疼痛感消失，很有可能會誤以為關節已經痊癒。然而，實際上並非如此。身體需要時間熟悉不同肌肉的使用方式，以便當作受損關節的替代方案。如此一來，疼痛消失後，被身體記住的習慣才能繼續維持關節與肌肉的安定性。這同時也是中止腳踝痛一陣子後換膝蓋痛，或腳踝扭傷後換腰部疼痛惡性循環的辦法。因此，為了徹底治療疼痛問題，並且打造健康的關節，一定要持續運動。

07
彼此會傳遞能量的關節

我們總認為只有身體活動時關節和肌肉才會活動，但是久坐或站立時，即使沒有直接活動身體部位，關節與肌肉也會持續工作，以便支撐身體與四肢的重量。可以理解成，關節與肌肉無時無刻都在各自使用著它們所具備的能量。

維持錯誤姿勢數小時的情況下，往往只有某側關節或肌肉會因施力而變硬。下山途中右腳踝輕微扭傷了，如果扭傷腳後一路走下山，左膝可能不知不覺間會出問題，走路時不可或缺的右側臀部肌肉也會明顯消下去。此外，有脊椎側彎的青少年一開始只有腰部的脊椎側彎，但是一段時間過後，可明顯看出脊椎會從背部或頸部往腰部另一側彎曲，變成 S 形。這些全是補償作用所造成的變化，尤其是我們身體的肌肉骨骼系統，經常發生這樣的現象。這是因為身體無法保持平衡的情況下，造成姿勢錯誤或施力不當，肌肉與關節受壓便會失去原本的性質，進而引起疼痛。因此，做伸展操時務必考量補償原理，思考如何維持平衡再運動。

身體具有補償原理，這點也同時證明所有的關節都有密切的關聯性。**高爾夫球的揮桿與網球的揮拍動作、棒球投手的投球動作、足球的踢球動作、坐在椅子上再站起來時，從外觀上看起來動作只有一個，但實際上卻是許多關節與肌肉在時間差距下活動，並且彼此傳遞能量所完成的。**動作進行期間，收縮或舒張的肌肉位置也全部不一樣。

關節與肌肉的相互作用也可用解剖學加以說明。骨頭與骨頭之間雖然有關節，但是骨頭與骨頭的連結，還必須要靠位於其它骨頭的肌肉緊緊抓住它們才行。

若是這些肌肉彼此沒有依照順序好好發揮作用，進而產生錯位的話，便是疾病初期症狀的徵兆。比方說，進行坐在椅子上再站起來的動作時，如果彎腰再挺直的過程中有感覺到不舒服，臀部或腿的動作就會變大。因此，你可能會覺得動作斷斷續續，而不是一鼓作氣，這同時也是導致腿和臀部最終會產生疼痛的因素。

長期忽視此現象的情況下，會加快關節與椎間盤的退化速度。為了預防此問題，運動是必須的。運動可分散及減少不平衡的肌肉和關節所遭受到的壓力，同時也有助於恢復關節與肌肉原本具備的平衡。

腿部肌肉的相互作用

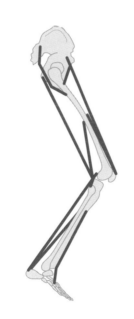

‧進行腿部運動時，關節之所以能靈活的活動，是因為腳踝、膝蓋、髖關節等二至三個關節的肌肉相連，彼此扮演著互補作用的關係。
‧關節也需要自行施力，但是彼此成雙成對的肌肉力道要依照比例好好拿捏，才能具備完善的穩定性。

高爾夫球揮桿步驟的主要肌肉動作

· 進行高爾夫球揮桿動作時，每個動作所使用到的主要肌肉不同。

· 這些動作必須彼此相互連結，並且互相傳遞力量才行，否則身體部位中的某一處會開始響起警鈴，進而逐漸對其它身體部位造成影響。

Start

瞄球

上桿頂點

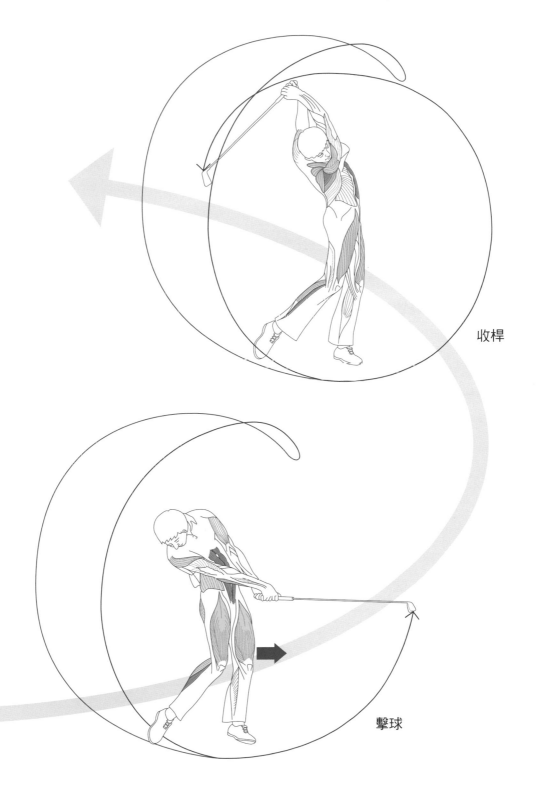

收桿

擊球

08
導致椎間盤或關節脆弱的主要原因

　　姿勢也是運動，儘管多少有些差異，但我們站立、坐下或平躺時，膝蓋或腰部都必須承擔加壓在其上的體重。如果承受體重的同時，因歪斜而維持不良姿勢，會導致某側肌肉持續施力，另一側肌肉呈現放鬆狀態，進而造成身體不平衡。若是長期維持這樣的狀態，會破壞肌肉大小與肌力的平衡，周圍韌帶與軟骨也會變得比較脆弱，最後甚至有可能需要就醫接受治療。

　　因此，身體沒活動時，亦即就算身體維持固定姿勢也要多加留意。運動或活動時，如果姿勢不當，自己通常很容易察覺，但是靜止不動的狀態下，往往會在不知不覺間養成姿勢不當的習慣，進而導致身體適應錯誤的姿勢，這是造成身體肌肉與關節受損的原因之一。不過逆向思考的話，這同時也意味著只要保持正確姿勢，就能避免關節與肌肉受損。

　　隨著日常生活智慧型手機使用的普及化，頸椎方面疾病的患者也逐漸增加，這是姿勢不當造成關節與肌肉產生問題的典型例子。使用智慧型手機時，頸部位置會比正確姿勢的位置來得突出，因此頸部到脊椎自然而然會形成 S 形曲線。當拉扯頸部後方的肌肉變弱時，肩膀會前傾，進而造成「圓肩」。經過一連串的連鎖反應後，一旦椎間盤受到的壓力增加，就會導致頸椎間盤突出。此外，受到圓肩影響會經常聳肩，肌腱與骨頭會發生碰撞，所以肩膀也很有可能會出現慢性發炎的問題。由此可見，一個錯誤姿勢所造成的後果將不堪設想。

錯誤姿勢引起的椎間盤壓力差異

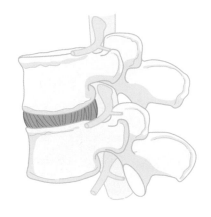

正常椎間盤

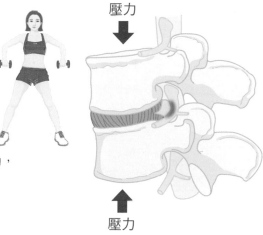

壓力

壓力

站著運動時，因壓力差異而突出的椎間盤

站著或坐著活動上半身時，椎間盤會因為來自下方的地面反作用力，以及來自上方的正向壓力而膨脹。

壓力

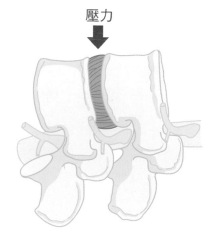

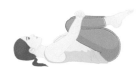

躺在地上，椎間盤沒有正向壓力的狀態

平躺時，椎間盤不會受到正向壓力，所以可減輕椎間盤的負擔。一開始以此狀態運動，才能將風險最小化。

日常生活中的正確姿勢（○）與錯誤姿勢（×）

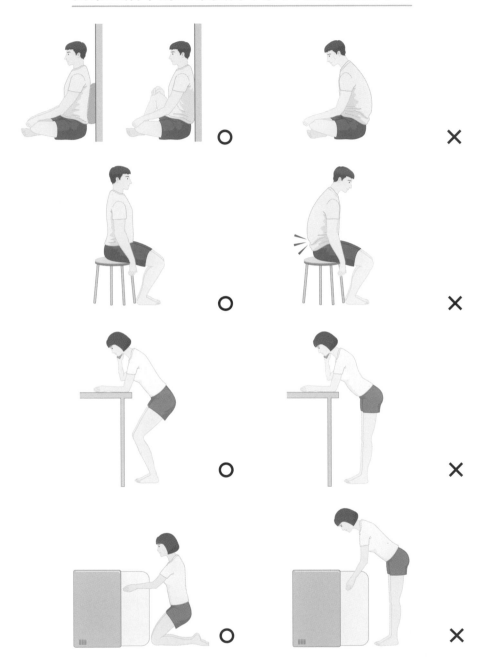

・平常坐著時彎腰駝背，站著時雙腿膝蓋打直卻彎腰駝背，或是拿東西時身體和手臂距離太遠等等姿勢，一旦養成錯誤的生活習慣，便會增加脊椎和椎間盤的壓力，進而演變成疾病。

相同地，**錯誤的運動方式會使腰椎間盤疾病惡化，因此從事腰部運動時務必記住一件事，那就是躺著或趴著進行腰部運動**。若是站著或坐著進行腰部運動，重量加上瞬間的垂直壓力可能會導致椎間盤裂開。不過，如果是躺著或趴著進行腰部運動，椎間盤需承受的壓力就會減少，也能鍛鍊腰部周圍的核心肌肉（豎脊肌、臀部肌肉、大腿肌肉、腹肌）。這是降低風險、提高運動效果的運動方式。

千萬要謹記，姿勢端正是打造健康無病痛之身體的基礎。另外也要謹記，日常生活中可能會因為容易輕忽的錯誤姿勢，而帶來莫大的疼痛或疾病。只要姿勢端正，不僅關節、肌肉、椎間盤安然無恙，也能遠離疼痛，享受安逸的日常生活。

09
活動時疼痛、經常不適的疼痛、運動後疼痛

為什麼脊椎關節會痛？排除交通事故或運動傷害等明確原因，飽受脊椎關節疼痛所苦的人們，都想知道究竟是為什麼。有些人後悔以前工作太操勞，或是將疼痛原因歸咎於不良的生活習慣，不然就是說自己的關節天生脆弱。

然而，**從功能方面來看，疼痛原因有四大類，分別是過度使用（Overuse）、廢用（Disuse）、誤用（Misuse）、濫用（Abuse）。仔細想一想，所有情況皆包含在大部分的生活習慣或運動習慣中。**

活動時疼痛

如果問脊椎關節不適的患者：「何時會有疼痛感？」有些患者說活動時就會痛，有些患者則說活動量大或運動當天晚上比較會出現疼痛感。即使是相同部位感到疼痛，疼痛的類型、感受到疼痛的時機等，也全然不同，出現疼痛感的原因也不一樣。因此，脊椎關節疼痛時，最理想的辦法就是去做精密檢查。

除此之外，有些情況也需要做檢查。有發炎疑慮的情況下，最好先就醫治療，而非進行復健運動。走樓梯時後腳跟接觸地面的瞬間，膝蓋會痛，以及彎腰太久再挺直的瞬間，出現疼痛感，這些情況皆屬於發炎。

經常不適的疼痛

無論是大量活動還是靜止不動，只要身體經常感到疼痛，就得進行詳細檢查與治療，待醫生診斷完畢且開完處方後再運動。如果腰痛起因於椎間

盤，久坐、久站、用錯誤方式拿東西，或彎腰時便會感到痛楚，以及疼痛感到了下午比早上更強烈，都是一大特徵。如果起因於脊椎後方關節（稱為小面關節或椎骨軛狀凸關節），通常是更換姿勢時會感到疼痛，且疼痛感早上會比下午劇烈。

各種疼痛的原因

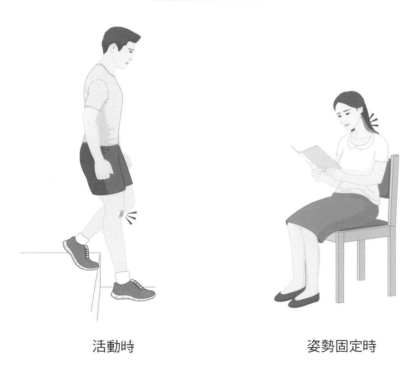

活動時   姿勢固定時

· 運動後發炎引起疼痛時，應先就醫治療。
· 經常不適的慢性疼痛，可從低強度的運動開始慢慢操作，將有助於紓緩疼痛。
· 上下樓梯時，如果膝蓋任一角度皆有刺痛感，很有可能是急性病症；長時間維持同一姿勢時，如果一陣一陣的慢慢感到疼痛，很有可能是慢性病症。

運動後疼痛

運動後引發的一般疼痛跟前面情況不同，屬於長期過度使用，導致肌肉衰弱所引起的慢性疼痛，因此進行低強度、緩慢且獨自可操作的復健運動，是戰勝疼痛的方法。

運動不是醫治百病的萬靈丹，唯有進行適合自己身體的運動，才能永保健康。秉持「運動就是好的」這種觀念來運動的話，反而有風險。因此，產生疼痛前就要開始持續運動，若是已經產生疼痛，要確實了解自己的身體狀況之後再運動，這點十分重要。

10
肩膀疼痛的主要原因

其它關節也是如此，尤其是肩膀疼痛。過度使用（Overuse）、廢用（Disuse）、誤用（Misuse）是疼痛的主要原因。

過度使用的例子

棒球選手中的投手，是過度使用肩膀的典型例子。投手每天要投數十顆球，為了提升球速，必須一再重複做出向前伸出手臂的動作，這時便會對為使肩膀在特定角度下旋轉而活動的「旋轉肌」造成傷害，進而導致發炎與引起疼痛。

廢用的例子

如果不常使用肩膀，肩膀的關節膜會變硬，這會導致作為潤滑油來轉動肩膀的「水囊」水分乾涸，引起五十肩與退化性肩膀疾病。此外，如果是動手術或受傷導致疼痛，因而不太使用肩膀的話，可能會引起頸椎間盤或肌肉僵硬的續發性問題。所以，適當使用肩膀且正確運動比什麼都來得重要。只要好好遵守以下提到的「正確使用肩膀的五大原則」，對肩膀的健康將會大有幫助。

原則1. 經常保持端正姿勢。

原則2. 手臂舉起來時盡量緊貼身體。

原則3. 運動前務必做肩膀伸展操。

原則4. 工作等需要長時間在高於肩膀的位置使用手臂時，建議調高地面的高度。

原則5. 避免從事過度伸長手臂與肩膀的事。

誤用的例子

一般人多是因為「誤用」而出現肩膀疼痛的問題，典型的錯誤姿勢有：在健身房進行手臂由上往下的肩膀運動；手臂向後倒抓肩膀後方的手把；伸長手臂敲打電腦鍵盤；在車子前座轉身拿取後座的物品；開車時汽車方向盤太高，需緊握方向盤上端；放入或拿取清洗衣物時，離洗衣機太遠；挺起腰桿拿東西或拿物品時離太遠等。這些錯誤行為會讓活動肩膀所用到的旋轉肌變得脆弱，引起發炎或退化性變化，導致肩膀向上活動時卡住的疼痛感。

若是面前要處理的事項會經常使用到肩膀，後方肩胛骨周圍的肌肉就會時常處於拉長狀態，前方胸部肌肉也會收縮。從側面來看的話，頸部會突出呈現烏龜頸的狀態，肩膀則會逐漸拱起來。物品向前高舉時，位於肩峰（肩胛骨的外側末端）下方的肌腱會撞到肩膀，然後產生摩擦，進而導致用來轉動肩膀的重要肌腱（棘上肌肌腱）發炎。

引起肩膀疼痛的錯誤姿勢（✕）與正確姿勢（○）

持續操作肩膀伸展操和肌力運動，能預防錯誤姿勢所造成的壓力與疼痛問題。

▼從洗衣機拿取清洗衣物或放入清洗衣物時，盡量靠近洗衣機，且手臂緊貼身體。

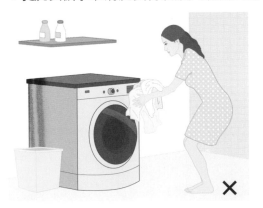 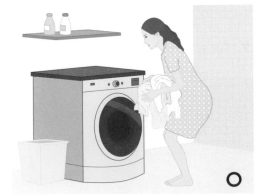

▼拿位在後座的包包時，只有肩膀向後轉的話，可能會造成肩膀疼痛。

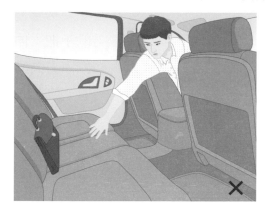
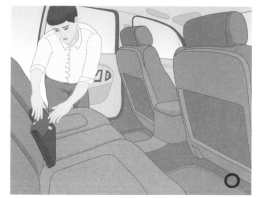

▼敲打電腦鍵盤時，上臂盡量緊貼身體。

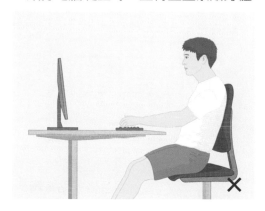
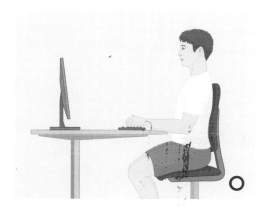

▼打掃書櫃上方時，手臂盡量緊貼身體，不要伸太高。

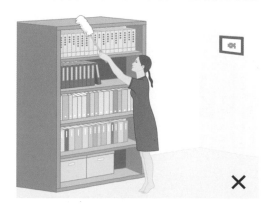
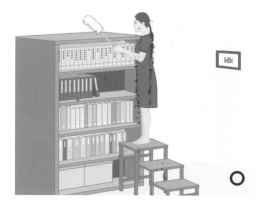

11
關節老化、體重增加時

約莫 30 歲過後，脊椎與關節便會逐漸變老、退化。相反的，年紀越大，越容易發胖，肌肉也越脆弱。換句話說，運動不足會導致關節膜與關節活動所需的關節囊水分乾涸，進而失去彈性。

體重引起的膝關節受力差異

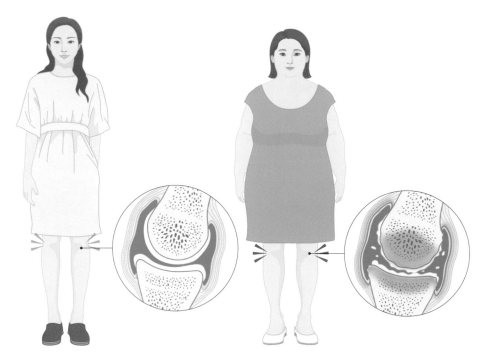

體重正常的膝蓋　　　　　　　　體重過重的膝蓋

· 年齡增加的同時，如果上半身體重也隨之增加，腿部肌肉又漸趨衰弱的話，退化性關節炎就會越快找上門。
· 如果年紀輕但體重過重，會造成膝關節的負擔，退化性關節炎也會來得早。

以骨頭來說，女性的骨密度每年會減少 4%，更年期過後，10 年下來大約會減少 40%左右。此外，連接肌肉與骨頭的肌腱也會隨著退化性變化而失去年輕。受到這些因素影響，關節會漸漸產生疼痛，活動量也會跟著減少。一旦活動量減少，就會提高體重過重的風險。一旦體重增加，身體伸直、彎曲時就會加重關節所承受的壓力，最後形成引起關節疼痛的惡性循環。

事實上，肌力減少是身體的正常變化。從人類身體週期來看，有短期的肌力增加期，緊接著是長期且持續性的肌力衰退期。我們約莫從 25 歲起開始流失肌肉，生命終止之際會失去 30%到 40%的肌肉。不但肌力與活動力會衰退，肌肉會減少，活力也會變差。既然是自然變化，那是否要忍受它所引發的疼痛呢？當然不是。做伸展操和肌力運動，正是解決身體退化性變化的好辦法。

伸展操可保護關節膜，使肌肉暖和，舒緩疼痛。藉由肌力運動打造出的肌肉可支撐骨頭，營造穩定性，避免關節鬆動。此外，適當程度的伸展操與肌力運動，可提高對外界的抵抗力，對於預防退化性椎間盤與關節疾病有很大的作用。因此，年紀大導致關節衰弱時，「肌力」是維持關節健康的方法之一，因人工膝關節手術而住院的病患大腿粗細，是證明此說法的典型例子。無法運動的病患大腿，通常會變得跟手腕一樣纖細，因此，一旦覺得關節逐漸老化、體重微幅增加時，那就別猶豫了，立刻開始運動吧！運動不但能預防疼痛，亦能讓身體永保健康。

12
大腿粗細決定膝蓋與腰部的健康

　　我平時經常強調大腿肌肉的重要性，幾年前，海外《糖尿病期刊》發表過大腿粗細與血糖的相互關係。人體會將血液中遊走的糖分以肝醣的型態貯存於肌肉中，而肌肉量多的大腿自然也會將血液中的糖分以肝醣型態貯存起來，扮演著降低血液中血糖指數的重要角色。

　　大腿肌肉由股四頭肌（股外側肌、股直肌、股中間肌、股內側肌等四塊肌肉）與大腿後側肌肉群（Hamstring，股二頭肌、半腱肌、半膜肌等三塊肌肉）構成。大腿前後的肌肉會彼此取得平衡，主要用於屈膝再伸直時，以及髖關節前後左右彎曲再伸展時，還有轉身時大腿肌肉也會起作用。

　　股四頭肌之中被稱為股直肌的長肌肉附著在膝蓋骨上，途經膝關節，一路相連至髖關節。後方的大腿後側肌肉群也一樣，始於腸骨，途經膝蓋，一路相連至膝蓋下方的脛骨。此大腿肌肉會支撐臀部與軀幹，並將能量傳達至膝蓋下方。雖然它們彼此成雙成對，但若是處於不平衡的情況下，可能會導致膝蓋韌帶或肌肉破裂。

　　此外，坐下再起身時，運動或日常生活中彎腰再挺直時，透過運動練就的大腿後側肌肉群和大腿肌肉，可減輕腰部肌肉的負擔，進而保護腰部。大腿肌肉也負責分散走路時或跳躍時，體重加壓在膝蓋上的垂直壓力。因此，**大腿肌肉弱化會導致退化性關節炎，同時造成膝蓋不穩定。**

十分重要的大腿肌力運動

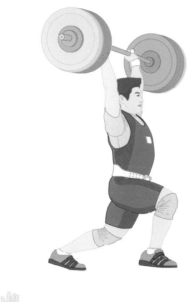

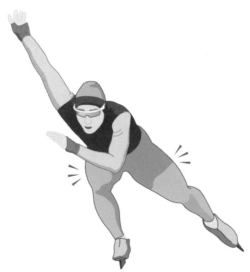

放低姿勢的運動

‧大腿肌肉用來支撐臀部與軀幹,具有將能量傳達至膝蓋下方的作用。
‧大腿肌肉有抓住身體平衡的核心作用,一再強調它的重要性也不為過。
‧運動時放低姿勢便能鍛鍊大腿肌肉。

人體的臀部下接雙腿，上接軀幹，跟腰部一起擔任核心角色。如果腸骨左右不對稱或往前、往後傾斜，腰部的脊椎就會變彎（脊椎側彎），大腿肌肉也會萎縮或變長，這會讓身體失去重心，並引起其它部位的補償作用，導致腰痛與椎間盤疾病。此外，也很容易因為承受重力的負擔，使膝關節的軟骨變得更加脆弱。

　　躺著、趴著、坐著或站著，皆能進行大腿肌肉的柔軟運動。覺得手不夠長的話，亦可使用毛巾等物品輔助。只不過，對於腰部本來就很脆弱的人來說，站著彎腰來延展大腿後側肌肉群的伸展動作，會對椎間盤造成壓力，所以最好避免這種動作。

　　大腿肌力強化運動會大量操作深蹲姿勢。背靠著牆，藉由背和牆壁的摩擦慢慢往下滑，然後再慢慢將膝蓋打直，這是最基本的深蹲姿勢。如果膝蓋往前超過腳尖的話，會對膝蓋造成傷害，因此應小心留意。

　　此外，這項運動躺著、趴著、坐著都能操作。膝蓋脆弱的話，一開始在腳踝綁沙袋進行也無妨。更脆弱不堪的話，可運用雙腿本身的重量進行抬腿運動，效果也不小。力氣大的人，可在健身房掛上有重量的負重裝備來進行腿部運動。像這樣透過持續運動來鍛鍊大腿肌肉，對膝關節和腰部會大有幫助。

13
活動旺盛的表層（大）肌肉

　　所有肌肉會根據某些作用來維持穩定性，而這些動作亦會受到神經系統的影響。表層肌肉（大肌肉，Global Muscle）是主動的，深層肌肉（小肌肉，Inner Muscles）是被動的，彼此維持依賴關係。關節活動的肌力測試（Strength Test）主要由表層肌肉參與，靜止不動的肌力測試主要由深層肌肉參與。為了維持人體的穩定性，表層肌肉會負責吸收或分散來自外部的力量，深層肌肉則直接參與關節的穩定性。表層肌肉會經過數個關節，既纖長且肌肉量又多，所以需藉由龐大的活動力來發揮能量。換句話說，進行大動作以及會耗費大量精力、活動量大的運動時，通常會使用到表層肌肉。

　　透過伸展操強健表層肌肉的肌力時，可減輕深層肌肉的負擔，讓身體順利挺過來自外界的阻力。此外，它同時也能使肌肉神經系統的活動更順暢，並加以控制活動過度的動作，讓關節正確穩定的活動，有助於防止受傷。相反的，過度使用表層肌肉的話會經常受傷，這樣的傷害往往會礙於疼痛或心理方面的壓抑感而導致肌肉難以正常運作，因此不但恢復得慢，最後甚至會造成肌肉萎縮。一旦曾經受過傷，肌肉應付危險訊號的反應時間就會變長，並會提高肌肉和肌腱拉傷或撕裂的風險。

　　大部分的表層肌肉都有相互作用的好夥伴，典型的肌肉有大腿後側肌肉群以及髂腰肌、脛骨前肌、腓腸肌、胸大肌與菱形肌。如果手臂的肱二頭肌變得太長，肱三頭肌會加以控制，相反的，肱三頭肌變長的話，肱二頭肌便會取代控制的職務。

　　表層肌肉下方有豎脊肌、髂腰肌與腹直肌，上方有背闊肌、胸鎖乳突肌與胸大肌。身上有斜方肌、三角肌與肱肌。腿部有臀大肌、大腿後側肌肉群、股四頭肌與腓腸肌。

身體的表層（大）肌肉：前

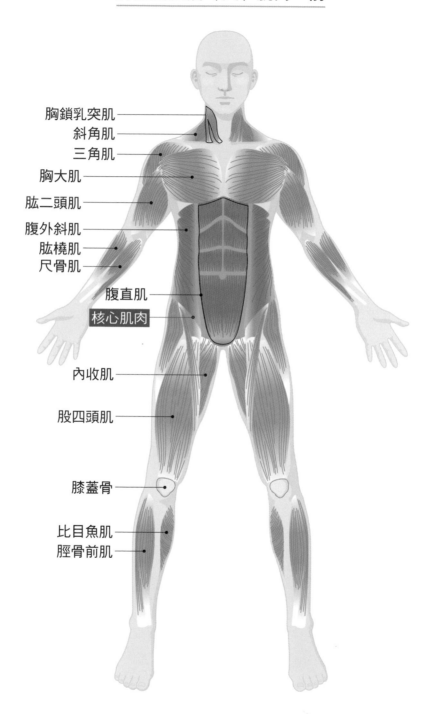

胸鎖乳突肌
斜角肌
三角肌
胸大肌
肱二頭肌
腹外斜肌
肱橈肌
尺骨肌
腹直肌
核心肌肉
內收肌
股四頭肌
膝蓋骨
比目魚肌
脛骨前肌

身體的表層（大）肌肉：後

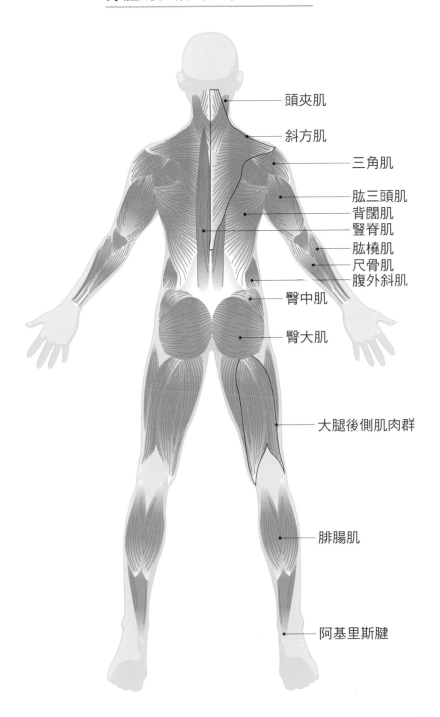

頭夾肌

斜方肌

三角肌

肱三頭肌
背闊肌
豎脊肌
肱橈肌
尺骨肌
腹外斜肌
臀中肌

臀大肌

大腿後側肌肉群

腓腸肌

阿基里斯腱

身體上的重要表層（大）肌肉特徵

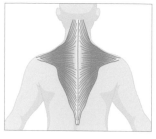

頸部和肩膀：斜方肌

由上方枕骨延伸到下方胸椎，往兩側橫跨肩胛骨，屬於纖長的淺層肌肉，用來活動肩胛骨及支撐手臂。大致可分為上半部、中間、下半部，上半部的功用是抬起肩胛骨，中間的功用是延展（往後拉）肩胛骨，下半部的功用是放低肩胛骨。

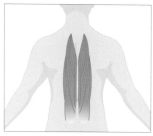

腰部：豎脊肌

包覆脊椎的肌肉，具有支撐脊椎的作用。平時透過慢走等可重新排列豎脊肌的運動來鍛鍊豎脊肌的話，便能預防脊椎側彎。地上鋪好軟墊後趴著，接著同時抬起手臂和腿，維持20秒左右，此運動也有助鍛鍊豎脊肌。

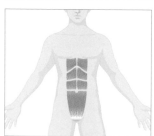

腹部：腹直肌

又稱六塊肌（Six-pack），是構成前腹壁的直向肌肉，狀似又長又寬的皮帶。能保護腹內器官，避免器官受傷或受損。具有壓迫腹部內容物、提高腹壓、幫助軀幹運動與維持姿勢的功能。

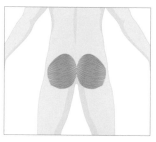

臀部：臀大肌

位於臀部肌肉中的最大塊肌肉，能使出強大力道，在挺直腰桿及伸直雙腿的直立行走動作中扮演相當核心的功能。平時生活太常坐著的話，臀大肌會弱化。

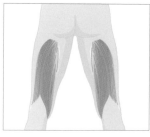

大腿：大腿後側肌肉群

大腿後方的肌肉，像汽車的煞車一樣，具有停止動作、放慢速度或改變方向的作用。一般來說，運動選手迅速奔跑後突然改變方向或腿部過度施力時會受傷。

14
如何治療內在不適的深層（小）肌肉

深層肌肉是肌肉中既看不到又摸不到的肌肉，位在皮膚深處，在骨頭附近保護關節與骨頭，同時也是最常疼痛的肌肉。

實際從肌肉的功能來看，大致可分為表層肌肉與深層肌肉。表層肌肉是從外觀即能看到的肌肉，像豎脊肌或肩膀的三角肌，運動或日常生活中做大動作時會起作用。相反地，深層肌肉是體內的肌肉，主要具有端正體態、調整或限制關節過度活動的作用。

這些深層肌肉又可稱為穩定肌（Stabilizer Muscle），雖然拿起物品或活動身體時不會直接參與動作，但是卻有調整細微動作的作用，因此即使姿勢靜止不動，深層肌肉也會受到諸多壓力。肩膀的棘上肌、腰部的多裂肌、臀部的臀中肌等是人體上重要的深層肌肉。

表層肌肉與深層肌肉具有各自的功用，同時也會起相互作用，因此如果表層肌肉弱化，我們在不知不覺間便會更常使用深層肌肉，即使只是稍微工作一下，也很容易感到疲憊。此外，如果深層肌肉在錯誤姿勢下為保護關節而使用多餘能量，表層肌肉也會有難以活動的情況。

長期以來腰痛、肩膀痛、臀部痛、大腿痛或因受傷而持續疼痛的話，通常是深層肌肉出問題。深層肌肉的毛病多半起因於不良的生活習慣，而非突如其來的外界壓力所造成的傷害。也就是說，這是因為一直保持同一個動作不活動，以致產生慢性、局部的壓力，最後進而引起發炎反應。這樣的壓力也會影響緊鄰深層肌肉兩端的肌腱。

若因疼痛而就醫接受治療，會進行注射治療、物理治療、徒手治療、針灸治療、體外衝擊波等各種治療方式。深層肌肉位於肌肉深處，治療相較棘手，雖然暫時治療後有時會馬上恢復，可是一旦藥效用盡，疼痛症狀往往會再次復發。這時為了防止疼痛復發，便需要做伸展操與肌力運動。近來為了防止復發與盡速恢復，專科醫生治療完肌鍵與肌肉問題後，也會建議患者立刻做伸展操與肌力運動。**基於復健的概念，進行伸展操與肌力運動時姿勢正確十分重要**。原因在於，運動到的肌肉部位會隨著關節角度而有所不同。只要進行正確姿勢的伸展操，便能快速且有效地舒緩深層肌肉的痛楚。

身體上的重要深層（小）肌肉特徵

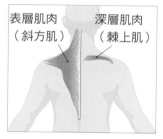

表層肌肉
（斜方肌）

深層肌肉
（棘上肌）

肩膀：棘上肌

以解剖學構造來說，肩膀是損傷最多的部位，可是只要棘上肌穩定，就能預防受損。相反的，如果棘上肌長期無法好好發揮功能，可能會引起頸部疼痛。

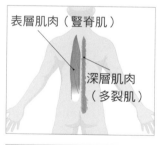

表層肌肉（豎脊肌）

深層肌肉
（多裂肌）

腰部：多裂肌

腰部多裂肌可直接鞏固脊椎、維持平衡，是有助於腰部活動的重要肌肉。腰痛的人通常是因為多裂肌僵硬。

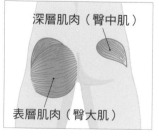

深層肌肉（臀中肌）

表層肌肉（臀大肌）

臀部：臀中肌

連接臀部與大腿側邊的肌肉。以力學來說，它在走路、跑步方面扮演重要角色。強健此肌肉可鞏固臀部關節的平衡，對於大腿施力也具有強大作用。此外，亦能預防膝蓋受傷。

身體的深層（小）肌肉

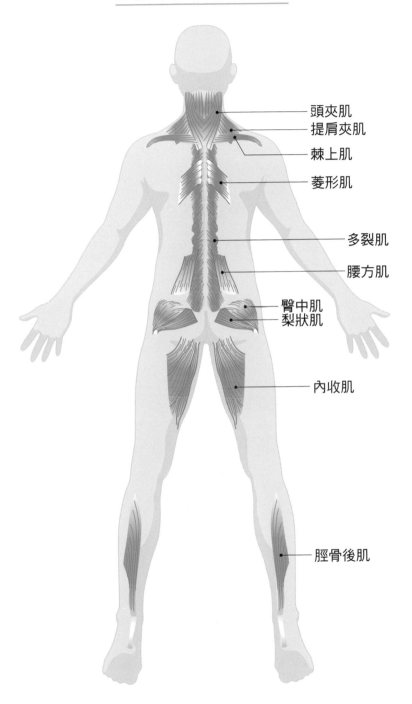

頭夾肌

提肩夾肌

棘上肌

菱形肌

多裂肌

腰方肌

臀中肌
梨狀肌

內收肌

脛骨後肌

15
能夠帶動骨頭的強大肌肉

　　若藉由復健運動或肌力運動打造強而有力的肌肉，即使骨頭與關節構造（關節囊、韌帶等）弱化不完整，肌肉也會取代骨頭與韌帶不足的部分，並加以補足。

脊椎側彎的症狀

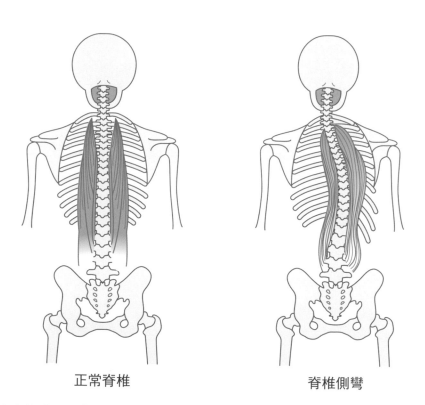

正常脊椎　　　　　　　　　　脊椎側彎

· 有時沒有特殊原因也會出現脊椎側彎；生活習慣或姿勢不當也會導致脊椎側彎。
· 復健運動與肌力運動多少可減緩即將開始彎曲或已經彎曲的惡化速度。

此外，肌肉也具有保護骨頭的功用，避免遭受突如其來的強烈撞擊。為了預防運動時受傷或動作途中產生疼痛感，務必要伸展臀部與軀幹旋轉肌。也就是說，要擬出對策以保護身體，避免遭受突如其來的壓力影響。尤其是桌球或高爾夫球這類一再重複相同動作且方向一致的運動，或是體操這類反覆伸展關節的運動，都必須透過肌力運動持續鍛鍊另一邊的肌肉，藉以保護骨頭。

此原則在日常生活中也能達到相同作用。**受承重影響的腳踝、膝蓋與髖關節，若因外傷或退化導致某側活動不便，就會下意識的使用另一側，這時如果身體另一側的肌肉量不足，反而會讓原本不會痛的該側關節活動更不方便。**舉例來說，右腳踝受傷後，左膝隨著時間流逝也會開始疼痛起來，很有可能就是這個原因所造成的。

這時可以開始進行減少承重的運動，然後再慢慢進行承載自身重量的健走運動。使用跑步機時，一開始也可以稍微依賴扶手，邊走邊減輕體重帶來的重量，等到走得比較穩時再擬定運動計畫，慢慢放手，並利用自身的體重進行健走運動。

16
肌力為什麼是解決慢性疼痛的辦法

事實上，一天的作息中，身體局部靜止不動的時間多於活動或運動的時間，儘管這會根據不同職業而略有差異，但是絕大部分就是這樣。早上為了上班在地鐵裡或站或坐的人是如此，抵達辦公室後坐下來打電腦時也是如此。農夫、漁夫以及工廠的人們也是一樣，不是乘車太久，就是在農田裡久坐採收辣椒，或是在漁網中篩選魚隻等，身體的一部分並未活動到，經常進行靜止不動的作業。

然而，沒有活動並不代表身體沒在做任何事。生活在地球上的我們，踏著陸地或坐在椅子上的每一刻，都在支撐身體的重量，這時主要會使用到骨頭與肌肉來承受重力。換言之，身體雖然靜止不動，但是身體的肌肉為支撐體重會長時間進行激烈運動。

截至目前為止，我所碰到的肌肉骨骼系統患者多半是因為長期維持靜止姿勢，後來才衍生出問題，疼痛問題再隨著時間逐漸惡化，而非突如其來的外部撞擊或壓力，造成韌帶、肌肉或軟骨被破裂而疼痛或出毛病。再者，一旦肌肉與關節逐漸衰退、老化，便會越來越沒有活力，並且失去彈性。一旦彈性消失，關節與肌肉就會萎縮，此狀態稱為慢性退化性疾病，最後姿勢不當所承受的壓力（重力）甚至會加快退化的速度。

為了擺脫這樣的疾病，必須靠伸展操鍛鍊肌肉的力量。只要做伸展操，便能舒緩關節附近的肌肉，同時也能促進血液循環、放鬆僵硬的關節。伸展操可舒緩慢性關節疼痛，讓身體好好休息。

肌肉能保護連接骨頭的「關節（Joint）」，關節在承受外部或內部施予的力量時最脆弱，而肌肉具有防範作用，而且肌肉也能打造連結一根骨頭或數根骨頭的關節穩定性。韌帶是最靠近骨頭的強韌纖維組織，也具有固定關節的功用。

肌肉具有彼此從另一端拉扯的作用，能藉著猶如橡皮筋般的張力與彈性，維持關節的平衡。以腰部肌肉為例，軀幹前方的腹部肌肉與後方的腰部肌肉，以脊椎為基準，彼此相互拉扯，同時端正脊椎。當這樣的平衡被打破時，不僅體型會失衡，某側肌肉也會僵硬，最後引起疼痛感。

這時伸展操與肌力運動的作用就十分重要了。伸展操能提供肌肉與關節優良的養分與氧氣，為腰部與膝蓋帶來暢快感。肌力運動可強健慢性疾病患者的關節，減輕慢性疼痛。很遺憾的是，對早已出現不適症狀的人來說，組織一旦受損，便難以恢復正常。而結實的肌肉既能彌補這項不足之處，又能維持無痛狀態。總而言之，「肌力」就是紓解疼痛的正解。

17
筋膜的異常現象與不平衡所帶來的症狀

　　筋膜是包覆肌肉周圍的結締組織之一。舉例來說，只要想成是包裝香腸的塑膠膜或橘子剖半時包覆果粒的薄膜（區分橘子果粒的膜）即可。筋膜不是各自獨立活動，而是緊密相連，一起同心協力發揮作用。

　　根據近來研究結果，筋膜的結締組織不僅劃分從頭到腳的肌肉，也劃分肌腱、骨頭、血管、神經等所有器官，並包覆及支撐人體的部分。然而，如果日常生活中姿勢不當引起壓迫、拉扯與摩擦，導致膜與膜之間的水分減少，結締組織的支撐力、反應力、適應力就會變差。

經常肌肉僵硬、關節容易扭傷或壓迫到關節，全是因為膜與膜之間缺乏

包覆肌肉的筋膜例子

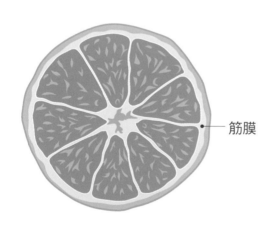

筋膜

類似橘子切片中的白色薄膜

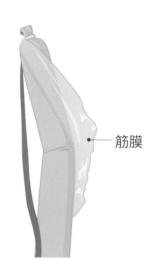

筋膜

類似洋香腸外層包裝的塑膠膜

水分的關係。甚至在從事某種運動時，動作與動作之間所需的能量傳遞，有時也會因此而中斷，如此很容易對肌肉、骨頭、韌帶、肌腱造成傷害。舉例來說，擰絞被水浸濕的海綿時（左圖），海綿是柔軟且有彈性的，但是擰絞乾的海綿時（右圖），海綿則會被撕破。兩者原理相同。

此外，筋膜異常會削弱掌握身體狀態的認知能力，讓人更依賴五感。除了實際需要活動的肌肉外，同時也會大量使用到不必要的深層肌肉，讓人容易疲憊且變得更遲鈍。最簡明的例子，長時間用錯誤姿勢看智慧型手機，會導致頸部僵硬，頸部肌肉與筋膜會出現異常訊號，若是放任不管，一段時間後便會哭訴自己脖子痛，日後也將難以再察覺頸部位置錯誤的信息，甚至會演變成，怎麼矯正也無法恢復正確姿勢的窘境。

結締組織內缺水的例子

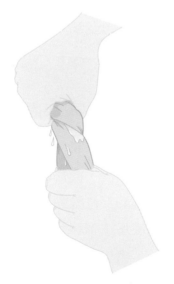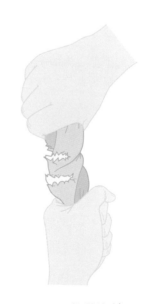

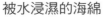

被水浸濕的海綿　　　　　　　　　　乾的海綿

・缺水是肌肉經常僵硬、容易扭傷或壓迫關節的原因。
・擰絞濕的海綿(左圖)，海綿不會受損，只要一放鬆就會有彈性的恢復原狀。
・擰絞乾的海綿（右圖），海綿則會被撕破。

筋膜與水分的相互關聯

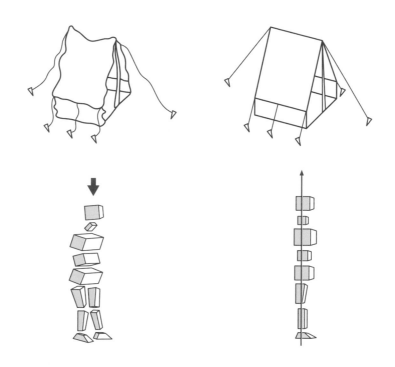

· 如果筋膜水分不足，會像左圖一樣，無法好好支撐人體結構。
· 如果筋膜有充足的水分，便能像右圖一樣，順利支撐人體結構並排列整齊。

　　只要放鬆及舒緩筋膜，就能解決筋膜的異常現象與不平衡的問題，此時可以做伸展操，並施加壓力在肌肉上，這樣子刺激肌肉的效果會更好。

　　腰、大腿、腳、背、小腿、臀部、頸部等大肌肉，通常會使用滾筒當作舒緩筋膜的道具，這是利用滾筒在身體感到疼痛的部位滾動產生摩擦，藉以減輕疼痛的方法。手或腳掌等身體細微部位則使用按摩球，藉由滾動按壓以減輕疲勞或疼痛。這樣的刺激能提供筋膜水分、增加結締組織的彈性、保護內部構造、吸收關節的衝擊，同時也能支撐脊椎，有助於端正體態。依照**紓緩筋膜→伸展操→肌力運動**的順序進行，便能保有結實健康的身體。

身體各部位筋膜紓緩運動（滾筒運動）

滾筒緊貼疼痛部位，並用固定壓力搓揉。

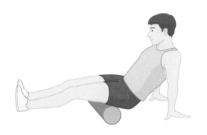

大腿（大腿後側肌肉群）

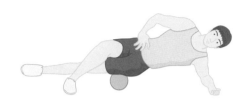

大腿外側

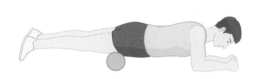

大腿

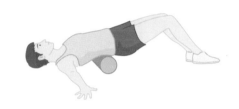

豎脊肌

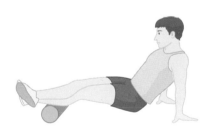

小腿

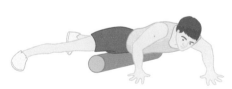

內收肌（鼠蹊部肌肉）

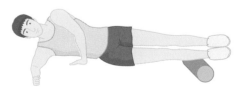

外側小腿末端

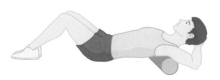

背部

PART **2** 實踐篇

治療自己的身體

靠疼痛部位伸展操克服！

　　這本書介紹的伸展操項目是由強度適中、疼痛部位也能集中運動的項目所組成，無論何時都能輕鬆在家操作，而且持續操作關節也不會有負擔。於是，可減少運動所造成的副作用、持續操作效果指日可待的復健伸展操便應運而生。

　　運動跟打針或吃藥一樣，不會一次就見效（止痛功效等）。以生理學來說，若想藉由肌力運動讓肌肉變大，起碼要花上兩三個月的時間。雖然這樣既耗時又無聊，但是只要持之以恆地一天持續運動30分鐘，30分鐘×7天×4週×3個月……這段時間累積在自己身上的話，效果將會無法言喻。再強調一次，千萬別小看這些能夠在家操作的簡單伸展運動，務必持之以恆地進行下去！

腰部

觀看紓解腰部疼痛
的伸展操影片

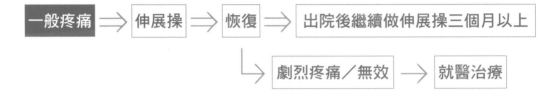

一般疼痛 ⟹ 伸展操 ⟹ 恢復 ⟹ 出院後繼續做伸展操三個月以上
　　　　　　　　　　　　↳ 劇烈疼痛／無效 ⟹ 就醫治療

腰部一般疼痛檢查清單

自我檢查時，如果符合以下一般疼痛的項目，請持之以恆做伸展操，如此一來便能舒緩腰部疼痛。

- 在廚房做醃泡菜等料理一小時以上的話，腰部會有些僵硬。
- 激烈運動後，腰部不時會感到有壓力。
- 用洗衣機洗完衣服，覺得腰部僵硬又痠痛。
- 腰痛洗完三溫暖或熱敷後，腰部會感到舒服許多。
- 在水槽前洗碗洗太久，腰部會感到不適。
- 早上起床時，會因為腰部不適而翻來覆去好一會兒才起床。
- 長時間工作後，一躺下來腰部會感到十分舒服。
- 坐著或站著未超過一小時，卻覺得腰部僵硬又痠痛。
- 坐下再站起來時，腰挺不起來。
- 在洗手台洗完臉後，腰挺不起來。
- 腰部好像沒有力氣一樣。
- 會習慣性地閃到腰。

伸展操重點

▶ 為了減輕腰部疼痛，建議先躺著或趴著操作，這麼做是為了減少承重，以減輕腰部的負擔。

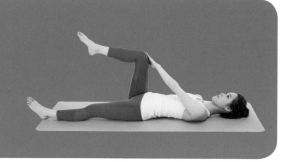

劇烈疼痛 $\Rightarrow$ 就醫檢查 $\Rightarrow$ 治療及恢復 $\Rightarrow$ 持之以恆做伸展操

腰部劇烈疼痛檢查清單

持之以恆做伸展操，但以下劇烈疼痛的項目仍然符合三個以上，就必須就醫接受檢查。

- 不論擺什麼姿勢，腿都會嚴重發麻。
- 躺著輕拉某側腳踝再抬腿時，即使高度小於六十度，腰和臀部也會痛。
- 活動時腰部有刺痛感。
- 大小便有困難。
- 跌倒後背部或腰部疼痛劇烈。
- 被診斷出有嚴重的發炎性疾病。
- 最近三週內，腰部曾遭受撞擊，而且事後有疼痛感。
- 咳嗽或打噴嚏的話，腰部會痛。
- 光是走個一百公尺，雙腿就繃得緊緊的，或是發麻有疼痛感。
- 雙腿緊繃或發麻有疼痛感，連十分鐘也站不了。
- 一條腿變細或使不上力。
- 踮腳無法走路或是會跌倒。
- 運動途中或運動後，腰或腿會痛。
- 坐下再站起來，或是站著再坐下時，腰部會出現劇烈疼痛。

腰部 躺姿臀大肌伸展

延展腰部的核心肌肉、臀部肌肉（臀中肌、臀大肌）與韌帶，減輕疼痛。

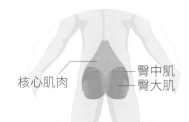

核心肌肉　臀中肌　臀大肌

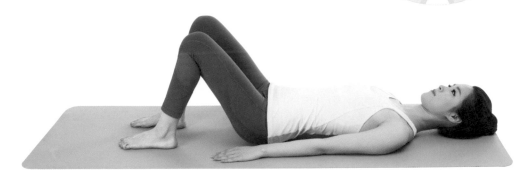

1 平躺在地，屈膝。

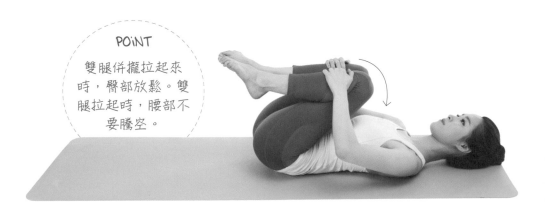

POINT

雙腿併攏拉起來時，臀部放鬆。雙腿拉起時，腰部不要騰空。

2 雙手緊抓膝蓋，再慢慢往胸口方向拉，維持 15 秒。此動作重複 3 次。

腰部 躺姿核心肌肉運動

強健軀幹的穩定肌（核心肌肉）。

核心肌肉
（腹直肌、
骨盆底肌）

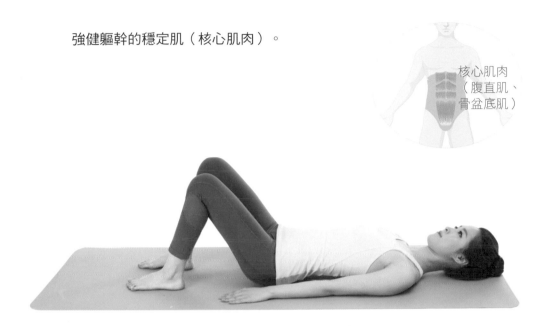

1 平躺在地，屈膝。

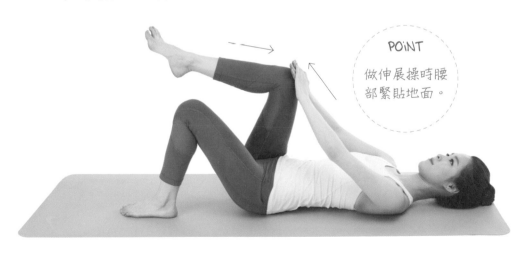

POINT
做伸展操時腰
部緊貼地面。

2 一隻腳往胸口方向抬起來，用向前伸直的雙臂輕推抬起來的腳，維
持 6 秒。相同動作重複 6 次，再採用相同方法換腳操作。

腰部 躺姿骨盆傾斜運動

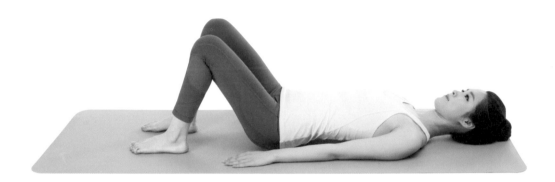

1 平躺在地，屈膝。

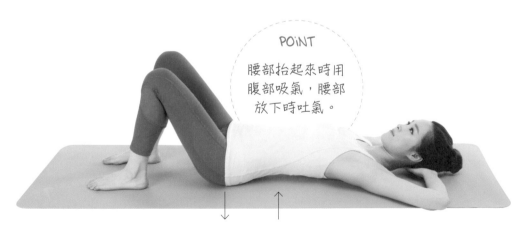

POiNT

腰部抬起來時用
腹部吸氣，腰部
放下時吐氣。

2 雙臂枕在頭下，臀部緊貼地面，腰部出力輕輕抬起來，
維持 6 秒。

強健腹部肌肉（腹直肌、骨盆底肌），同時也能讓臀部的動作更靈活。

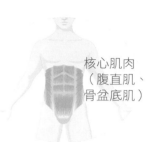

核心肌肉
（腹直肌、
骨盆底肌）

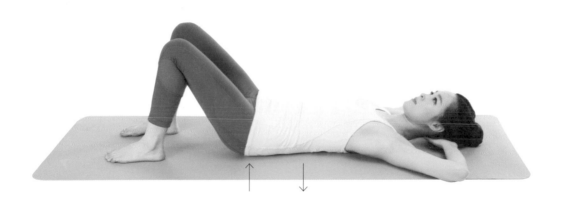

3　反之，腰部緊貼地面，臀部輕輕抬起來，維持 6 秒。

4　②和③的動作重複 6 次。

小型仰臥起坐

強健腹部肌肉（腹直肌）與位於腹部內側的肌肉（髂腰肌），有助穩定脊椎，同時也能減輕椎間盤的壓力。

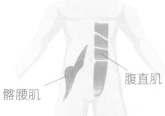

髂腰肌　腹直肌

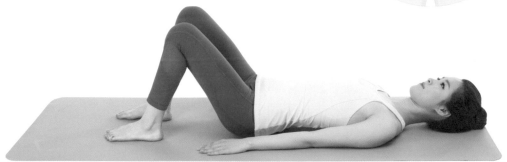

1　平躺在地，屈膝。

POINT
抬起上半身時，背和腰要緊貼地面，下巴往胸口方向縮起來。

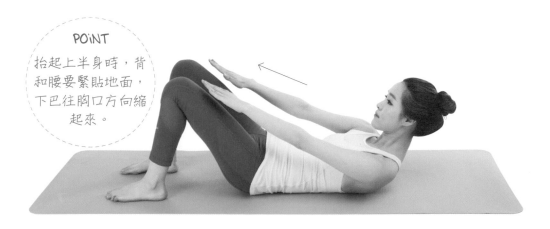

2　雙臂伸直置於大腿前側。此時雙手不要碰到膝蓋。抬起上半身，讓頭部與肩膀距離地面 20 度左右，維持 6 秒。此動作重複 6 次。

腰部 橋式運動

強健臀部肌肉（臀大肌）、腰部（豎脊肌）與
大腿（大腿後側肌肉群），同時也能強健軀幹
的穩定肌（核心肌肉）。

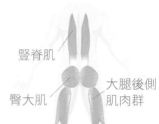

豎脊肌
臀大肌
大腿後側
肌肉群

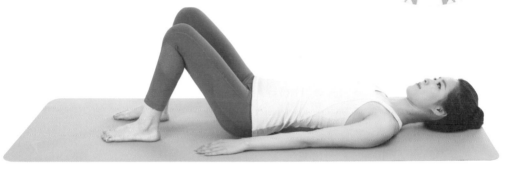

1 平躺在地，屈膝。

NG 勿過度抬高
臀部。

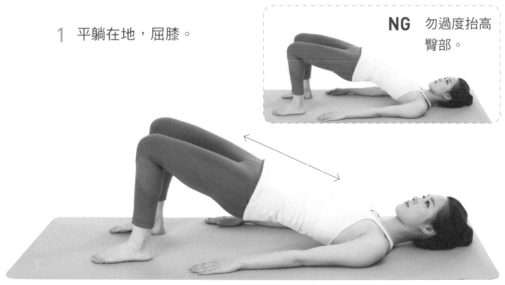

2 雙腿張開與肩同寬，雙臂支撐地面。臀部用力抬起來，讓胸口與腹
部呈一直線，維持 6 秒。相同動作重複 6 次。

躺姿腰部伸展

延展腰部的核心肌肉與臀部肌肉（臀中肌、臀大肌），減輕疼痛。

核心肌肉
臀中肌
臀大肌

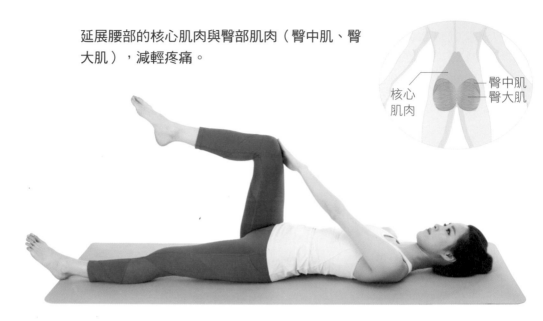

1 平躺在地，屈膝。一隻腳彎曲呈 90 度並抬起來，另一側的手放在抬起來的腳的膝蓋上，另一隻手伸直跟肩膀呈一直線，以抓住重心。

NG
跨腿時另一側的肩膀不要離地。

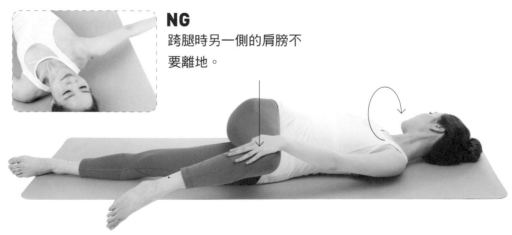

2 抬起來的腳跨過另一隻腳，維持 15 秒。此時臉轉向伸直的手的那一邊。相同動作重複 3 次，再採用相同方法換腳操作。

趴姿腹部伸展

延展腹部肌肉、舒緩腰部肌肉（豎脊肌），讓動作更流暢，也有助恢復向後突出的椎間盤。請在不會疼痛的限度內挺起腰部，千萬不要勉強。

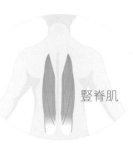

豎脊肌

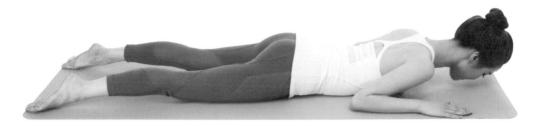

1 趴下後，雙臂緊貼胸口旁，手肘緊貼地面。

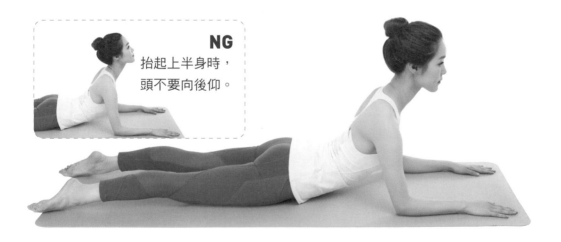

NG
抬起上半身時，
頭不要向後仰。

2 挺起腰部與抬起上半身，維持 15 秒。此時臉部直視前方。相同動作重複 3 次。

趴姿豎脊肌運動

做伸展操時勿使用反作用力。對椎間盤無負擔，能有效強健腰部肌肉（豎脊肌）。

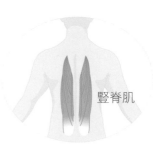

豎脊肌

NG 抬起上半身時，不用抬頭。

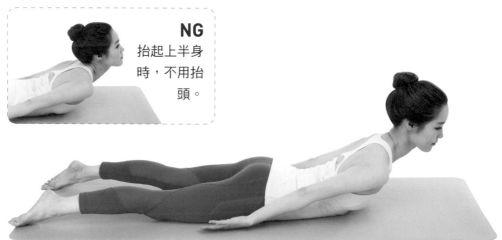

1 趴下後，雙腿張開，雙手緊貼兩腿旁。挺起腰部與抬起上半身，維持6 秒。此時下巴往胸口方向縮起來，視線直視前方 45 度地面。相同動作重複 6 次。

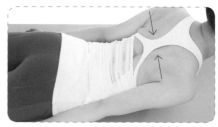

OK 抬起上半身時，讓肩胛骨往中間集中。

跪姿腰背伸展

延展腰部肌肉（豎脊肌），減輕疼痛。
膝蓋疼痛患者請勿做。

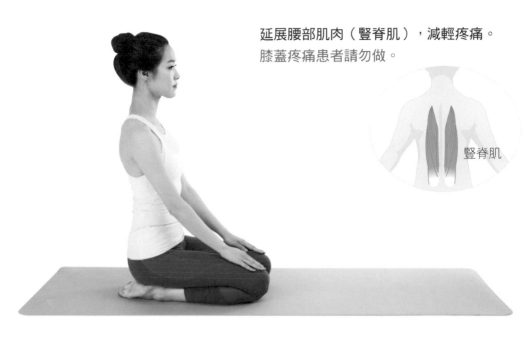

豎脊肌

1 跪坐。

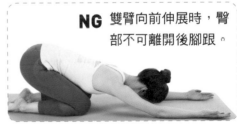

NG 雙臂向前伸展時，臀部不可離開後腳跟。

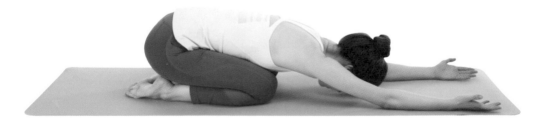

2 臀部緊貼後腳跟，胸部緊貼大腿，彎腰後雙臂盡量向前伸展，維持 15 秒。相同動作重複 3 次。

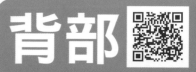

背部

觀看紓解背部疼痛
的伸展操影片

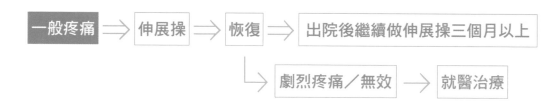

一般疼痛 ⟶ 伸展操 ⟶ 恢復 ⟶ 出院後繼續做伸展操三個月以上

⟶ 劇烈疼痛／無效 ⟶ 就醫治療

背部一般疼痛檢查清單

自我檢查時，如果符合以下一般疼痛的項目，請持之以恆做伸展操，如此一來便能舒緩背部疼痛。

- 一旦坐著的時間變長，背部就會越來越僵硬。
- 長時間使用電腦後，背部或肩胛骨周圍會感到不適。
- 側身站著時，經常聽到別人說頸部向前伸出、背部向後突出的話。
- 直接躺在地上的話，後腦杓會離地。
- 背部不適時，趴著讓別人按壓背部的話會感到十分舒服，可是一段時間過後又會不舒服。

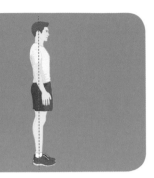
劇烈疼痛 ⟹ 就醫檢查 ⟹ 治療及恢復 ⟹ 持之以恆做伸展操

背部劇烈疼痛檢查清單

持之以恆做伸展操，但以下劇烈疼痛的項目仍然符合三個以上，就必須就醫接受檢查。

· 維持單一姿勢的話，時間越久，背部越疼痛，進而導致身體動來動去，如果不躺下來，會相當不舒服。
· 背部只有躺著時會痛，而且不論平躺或側躺都不舒服。
· 背部 24 小時僵硬，好像神經痛一樣，到處不舒服。
· 有時會因為背部疼痛而不知所措。
· 趴著按壓背部肌肉會劇烈疼痛。
· 呼吸或活動時背部會劇烈疼痛。
· 背部和手臂同時出現疼痛感。

趴姿肩胛骨運動

強健肩膀後方（斜方肌）與肩胛骨周圍肌肉，
讓背部肌肉排列整齊，減輕疼痛。

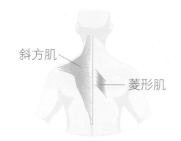

斜方肌

菱形肌

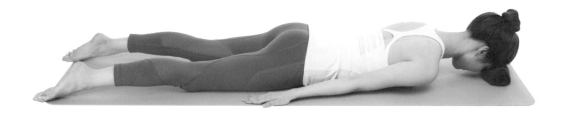

1 趴下，額頭靠著毛巾。

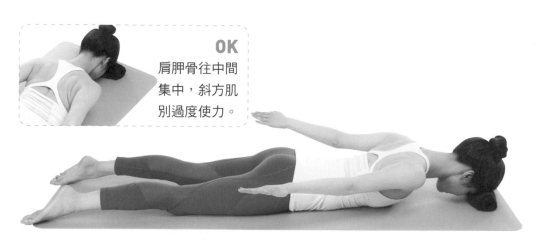

OK
肩胛骨往中間
集中，斜方肌
別過度使力。

2 雙臂向後伸展並抬起來，讓肩胛骨往中間集中，維持 6 秒。相同動
作重複 6 次。

背部 趴姿抬臂背肌伸展

能夠強健鬆弛的背部肌肉（菱形肌），可減輕
疼痛。

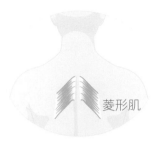

菱形肌

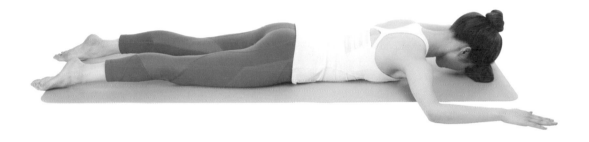

1 趴下，額頭靠著毛巾。雙臂彎曲呈 90 度，讓手臂跟身體呈 L 形。

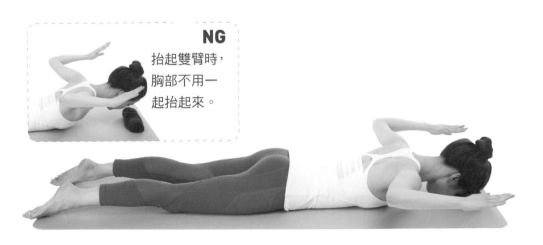

NG
抬起雙臂時，
胸部不用一
起抬起來。

2 抬起雙臂，讓肩胛骨往中間集中，維持 6 秒。相同動作重複 6 次。

背部 十指緊扣背部運動

讓肩膀後方（斜方肌）與肩胛骨周圍肌肉活動
更順暢，舒展圓肩，減輕疼痛。

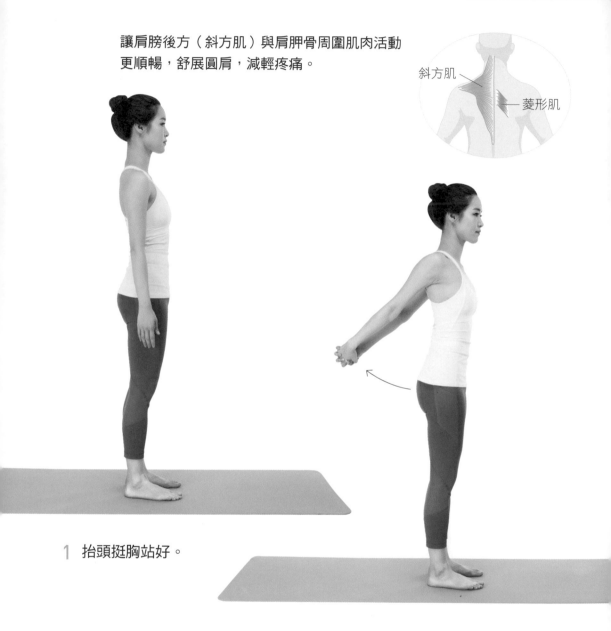

斜方肌

菱形肌

1 抬頭挺胸站好。

2 雙手在背後十指緊扣，再慢慢抬起雙臂，維持
15 秒。相同動作重複 3 次。

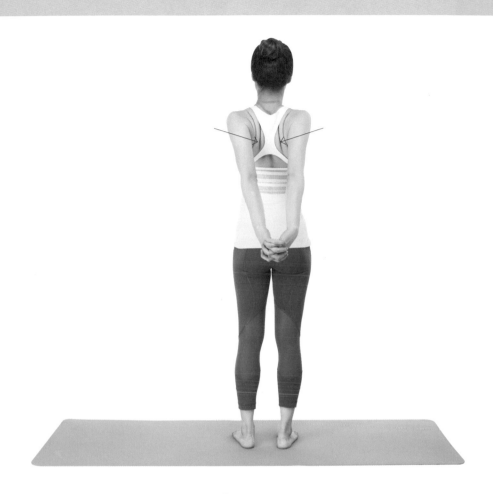

3 此時讓肩胛骨往中間集中。

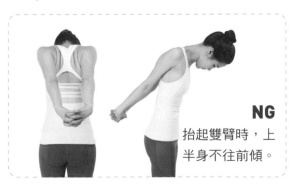

NG

抬起雙臂時,上
半身不往前傾。

手腕向後伸展運動

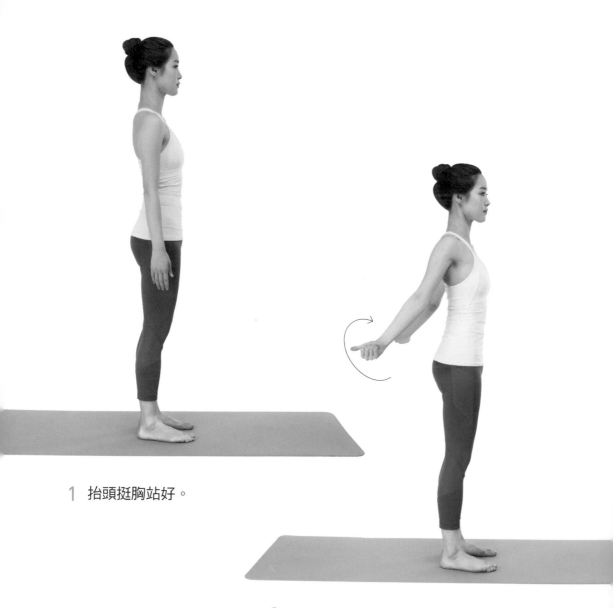

1 抬頭挺胸站好。

2 雙臂向背後伸直,手背相對,手腕往身體內
  側轉 90 度,維持 15 秒。此動作重複 3 次。

舒展圓肩，放鬆僵硬的背部肌肉（菱形肌）。

菱形肌

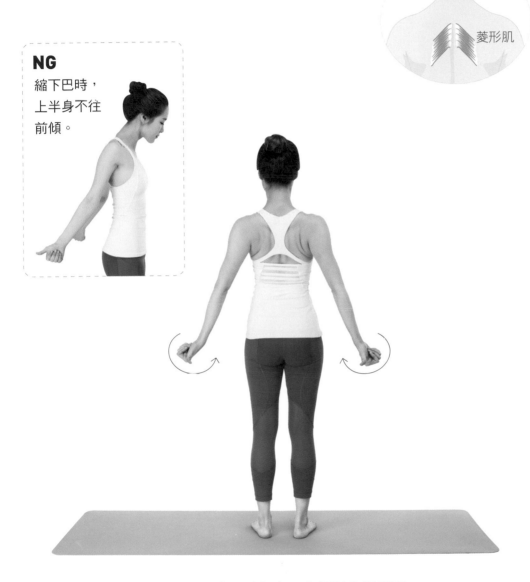

3 下巴往胸口方向縮起來，大拇指必須朝下。

背部 肩胛骨向後推擠運動

讓拉長的肩膀肌肉（斜方肌）與背部肌肉（菱形肌）排列整齊，放鬆不適的背部。

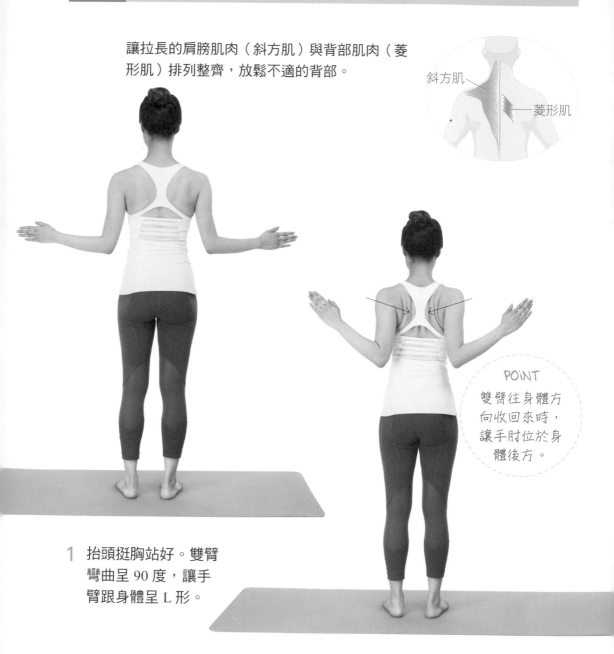

斜方肌

菱形肌

POiNT
雙臂往身體方向收回來時，讓手肘位於身體後方。

1　抬頭挺胸站好。雙臂彎曲呈 90 度，讓手臂跟身體呈 L 形。

2　雙臂沿著對角線方向由上往下收回來，讓背部變成 W 形，維持 6 秒。相同動作重複 6 次。

圓肩矯正抬臂運動

能夠矯正圓肩，給拉長的背部肌肉（菱形肌）
紓解緊繃感。

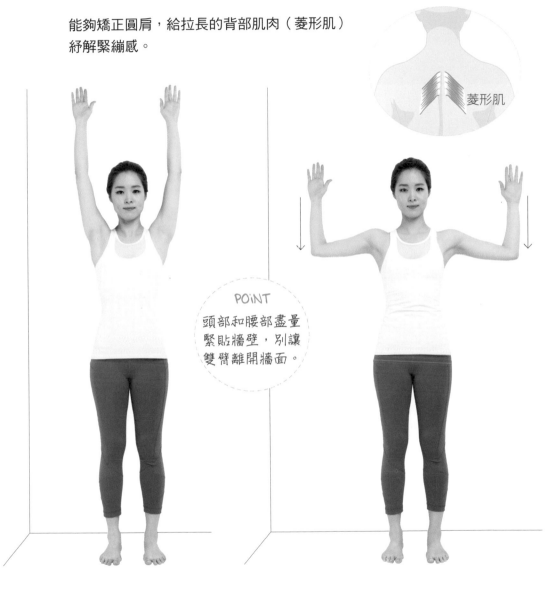

菱形肌

POINT
頭部和腰部盡量
緊貼牆壁，別讓
雙臂離開牆面。

1 背部緊貼牆壁，站好呈萬歲姿勢。

2 雙臂緊貼牆壁並彎曲呈 90 度，接著
慢慢往下移，維持 6 秒後再慢慢往
上移。相同動作重複 6 次。

頸部

觀看紓解頸部疼痛
的伸展操影片

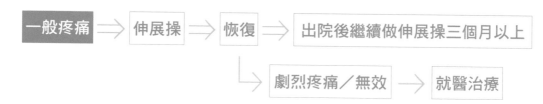

一般疼痛 ⟹ 伸展操 ⟹ 恢復 ⟹ 出院後繼續做伸展操三個月以上

⟹ 劇烈疼痛／無效 ⟹ 就醫治療

頸部一般疼痛檢查清單

自我檢查時，如果符合以下一般疼痛的項目，請持之以恆做伸展操，如此一來便能舒緩頸部疼痛。

- 產生伴隨頸部、背部、肩膀疼痛的頭痛與眼球痠痛。
- 如果長時間使用電腦，後頸部、背部、肩膀會僵硬不適。
- 如果智慧型手機或書看太久，後頸部、背部、肩膀會僵硬不適。
- 經常被別人說頸部向前伸出。
- 頸部、背部、肩膀（斜方肌）經常不舒服，跟頸部或手臂活動無關。
- 經常覺得頸部和肩膀僵硬。
- 轉動頸部時，偶爾會覺得脖子痠痛或不太好轉。
- 有時會偏頭痛。
- 按壓頸部不適部位或幫頸部不適部位按摩，頸部會覺得舒服許多。
- 頸部僵硬痠痛時，做伸展操會舒服許多。
- 有許多煩心的事情時，頸部、背部、肩膀會變得更不舒服。
- 背部、肩膀經常感到痠痛，所以會下意識地轉動脖子。
- 一天當中有一半以上的時間在使用電腦。

伸展操重點

▶主要操作縮下巴的動作。此時除了頸部之外,別讓肩膀或軀幹一起動。

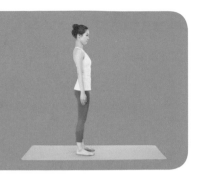

劇烈疼痛 就醫檢查 治療及恢復 持之以恆做伸展操

頸部劇烈疼痛檢查清單

持之以恆做伸展操,但以下劇烈疼痛的項目仍然符合三個以上,就必須就醫接受檢查。

- 頸部難以活動。
- 頸部往後仰或往旁邊轉動時,手臂會有劇烈疼痛。
- 同時感受到嚴重的偏頭痛與暈眩感。
- 雙臂的粗細差異大。
- 手腕和手臂越來越無力。
- 被診斷出有嚴重的後縱韌帶骨化症。
- 不只頸部,肩膀、手、手臂也有發麻的症狀。
- 因肩膀劇烈痠痛或手發麻而難以拿東西。
- 不易感受到手臂或手的感覺,連活動也越來越遲鈍。

頸部 頸部前方肌肉伸展

強健頸部往前縮所需的肌肉。

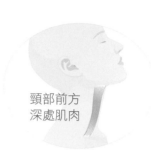

頸部前方
深處肌肉

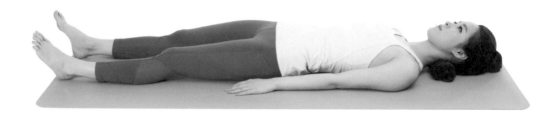

1　平躺，將毛巾放在頭部和頸部之間。

POiNT
長長吐一口
氣，別停止
呼吸。

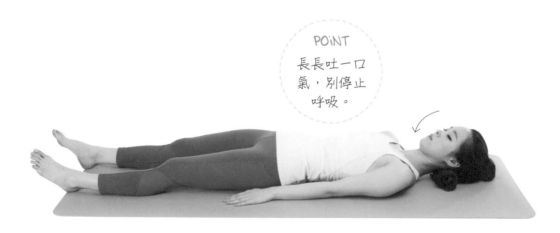

2　下巴往胸口方向縮起來，再用頭部輕壓毛巾，維持 6 秒。相同動作
　　重複 6 次。

頸部 | 後頸肌肉伸展

放鬆頸部後方連接頭部與頸部的深處肌肉（位於深處的肌肉），讓頸部周圍肌肉更柔軟。

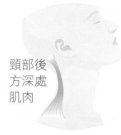

頸部後方深處肌肉

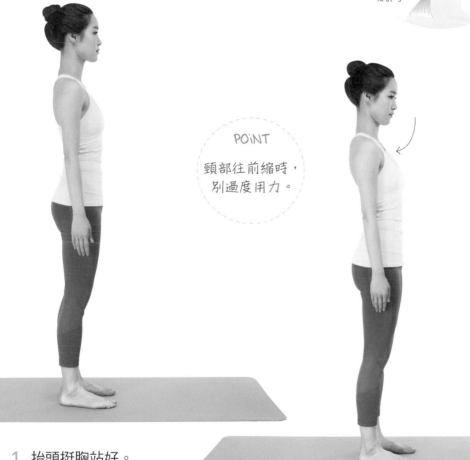

POiNT

頸部往前縮時，別過度用力。

1 抬頭挺胸站好。

2 下巴往胸口方向輕輕縮起來，頭部再往後輕推，維持 6 秒。相同動作重複 6 次。

頸部　十指緊扣後頸伸展

雙手支撐，頭部向後仰，可強健頸部肌肉，減輕緊繃感與疼痛感。請在不會疼痛的限度內操作，千萬別勉強。

頸部後方深處肌肉

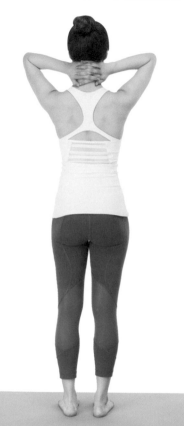

1 抬頭挺胸站好後，雙手十指緊扣，緊抓頸部後方。

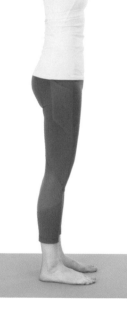

2 頭部慢慢向後仰，維持 15 秒。相同動作重複 3 次。

頸部　雙手壓胸仰頭伸展

延展頸部前方的緊繃肌肉（胸鎖乳突肌），減輕疼痛。

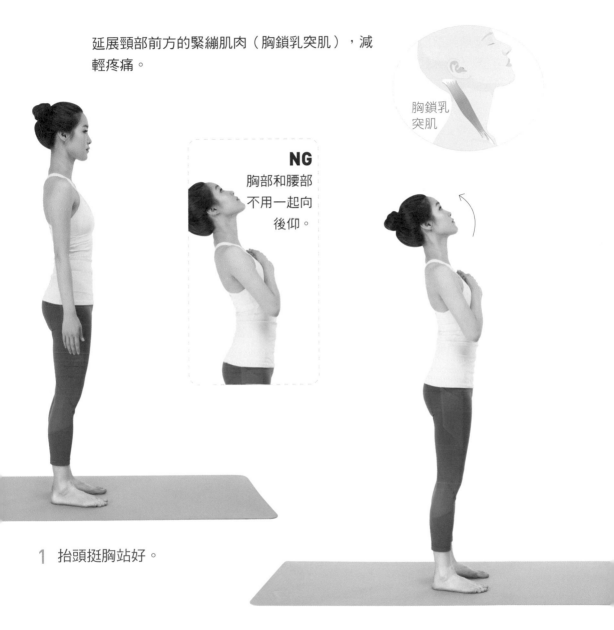

胸鎖乳突肌

NG
胸部和腰部不用一起向後仰。

1　抬頭挺胸站好。

2　雙手輕壓鎖骨下方、胸骨中間，頭部慢慢向後仰，維持 15 秒。相同動作重複 3 次。

單手扶頭側頸伸展

延展頸部側邊肌肉（斜角肌）與筋膜，舒緩疼痛，減輕頸部的壓迫感。

斜角肌

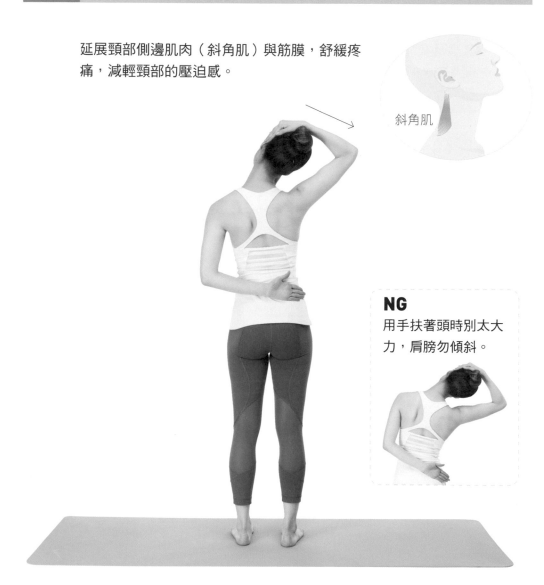

NG
用手扶著頭時別太大力，肩膀勿傾斜。

1 一手稍息，另一手扶著頭部側邊，往旁邊輕拉頸部，維持 15 秒。

2 相同動作重複 3 次，再採用相同方法換手操作。

頸部 對角線拉頸伸展

延展後頸部左右兩側與連接頸部的肌肉（頭夾肌），減輕疼痛。

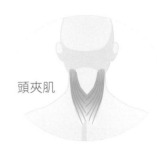

頭夾肌

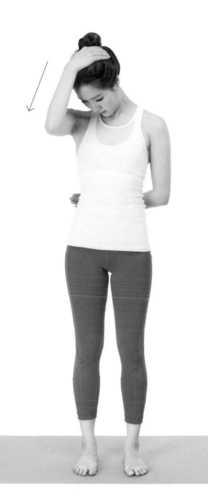

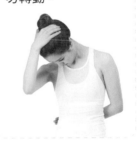

NG
上半身勿傾斜，身體勿轉動。

1 一手稍息，另一手扶著頭，往對角線方向輕拉頸部，維持 15 秒。此時鼻子與手肘朝著相同方向。

2 相同動作重複 3 次，再採用相同方法換手操作。

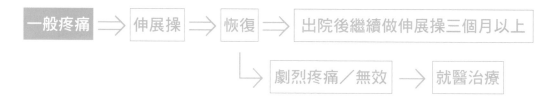

肩膀

觀看紓解肩膀疼痛
的伸展操影片

一般疼痛 ⟹ 伸展操 ⟹ 恢復 ⟹ 出院後繼續做伸展操三個月以上

⟹ 劇烈疼痛／無效 ⟹ 就醫治療

肩膀一般疼痛檢查清單

自我檢查時，如果符合以下一般疼痛的項目，請持之以恆做伸展操，如此一來便能舒緩肩膀疼痛。

- 舉起手臂或轉動手臂時，肩膀會痛。
- 拿東西時，肩膀會痛。
- 以前手臂曾經脫臼過，一直覺得手臂好像快脫臼了，十分不安。
- 游泳時覺得肩膀不舒服。
- 穿脫外套時，有時肩膀會痛。
- 不知道從何時開始，難以做出稍息的姿勢。
- 太常使用手臂的話，肩膀前方會有劇烈疼痛感。
- 投球時或投完球後肩膀會痛。
- 不知道從何時開始，早上難以伸懶腰。
- 以前肩膀曾經開刀過，最近覺得肩膀又開始痛了。
- 肩膀不久前曾開刀過。
- 因為肩膀痛而接受物理治療、中醫治療等，但是依然經常復發。
- 長時間使用電腦時，肩膀會痛。

伸展操重點

▶ 專注於強健肩胛骨周圍肌肉的運動。
▶ 肩關節活動角度範圍廣且敏感度高，
活動時可能會產生疼痛感，因此僅能
在沒有疼痛的限度下運動。

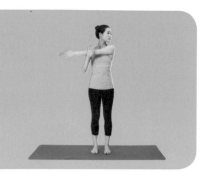

劇烈疼痛 ⟹ 就醫檢查 ⟹ 治療及恢復 ⟹ 持之以恆做伸展操

肩膀劇烈疼痛檢查清單

持之以恆做伸展操，但以下劇烈疼痛的項目仍然符合三個以上，就必須就醫
接受檢查。

• 肩膀經常發熱、腫脹和變色。
• 肩關節劇烈疼痛且會伴隨聲響。
• 難以把手插進褲子後面的口袋裡，插進口袋的話，肩膀會劇烈疼痛。
• 手臂舉不起來，所以難以梳頭髮或吹頭髮。
• 在洗手間排便難以自理。
• 拿湯匙和筷子用餐時，肩膀也會痛。
• 拿起話筒講一下電話時，肩膀也會痛。
• 手臂明顯變短。
• 礙於肩膀疼痛，睡覺時會醒兩次以上。
• 礙於肩膀疼痛，無法投球或揮拍。
• 朝特定方向舉起手臂時，肩膀會痛，而且手臂徹底舉起來的話，會發軟無力。
• 習慣性地有肩膀快要脫臼的不安感，或是有肩膀動不動就脫臼的症狀。
• 頸部和手臂有發麻、快爆開的感覺。

肩膀　側躺手腕下壓運動

延展前三角肌與肩關節囊（包覆關節的皮膜）
的韌帶，減輕疼痛。

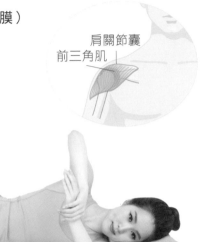

肩關節囊
前三角肌

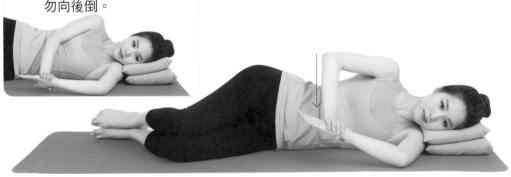

1　屈膝，側躺讓疼痛的肩膀可接觸地面。前臂舉至肩膀高度，手肘彎
　　曲呈 90 度，然後用另一隻手緊抓手腕。

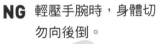

NG 輕壓手腕時，身體切
勿向後倒。

2　手施力將手腕往地面方向輕壓，維持 15 秒。此時手腕也要施力，
　　讓手不要碰到地面。相同動作重複 3 次。

延展肩膀後方的韌帶、肌肉（後三角肌）、
上臂（肱三頭肌）與側腹部上方肌肉（前鋸
肌），減輕疼痛。輕拉時別讓關節有強烈壓
迫感。

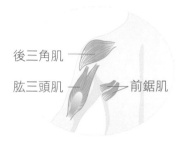

後三角肌

肱三頭肌　　　　　前鋸肌

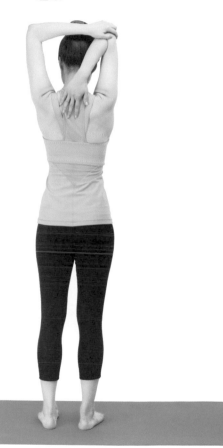

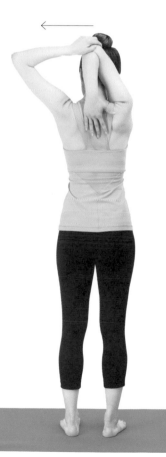

1　抬頭挺胸站好。雙臂置於頭
　　部後方後，用另一隻手抓住
　　某側手肘。

2　抓住的手施力將手肘往旁邊輕拉，維持 15
　　秒。相同動作重複 3 次，再採用相同方法
　　換手操作。

手臂側壓肩胛骨伸展

延展肩膀後方肌肉（後三角肌）與肩胛骨周圍
肌肉（菱形肌），減輕疼痛。

後三角肌

菱形肌

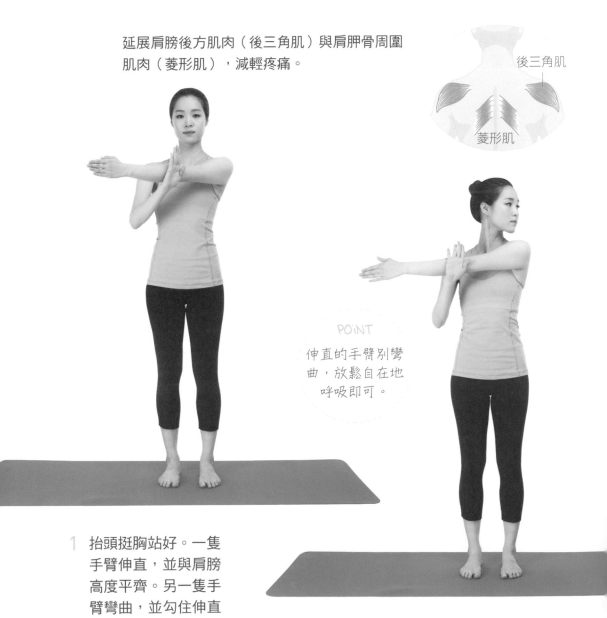

POINT

伸直的手臂別彎
曲，放鬆自在地
呼吸即可。

1 抬頭挺胸站好。一隻
手臂伸直，並與肩膀
高度平齊。另一隻手
臂彎曲，並勾住伸直
的手臂。

2 勾住的手臂施力將伸直的手臂往身體方向輕
拉，維持 15 秒。此時臉部轉向伸直手臂的反
方向。相同動作重複 3 次，再採用相同方法
換手操作。

胸大肌伸展運動

能夠延展肩膀前方韌帶與胸肌（胸大肌），減輕疼痛。

胸大肌

POINT

像擴胸一樣，胸部要向前挺出，勿彎腰駝背。

1 手肘緊貼牆壁（門框），同一邊的腳往前跨出一步。

2 手臂施力的同時，身體向前推以延展肩膀，維持 15 秒。此時臉部轉向手臂的反方向。相同動作重複 3 次，再採用相同方法換手操作。

毛巾伸展肩部運動

延展肩關節囊（包覆關節的皮膜）與內側肌肉（棘下肌），減輕疼痛。請在不會疼痛的限度內操作，千萬別勉強。

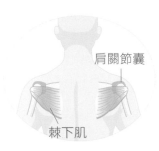

肩關節囊

棘下肌

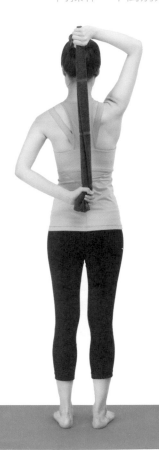

NG
毛巾往上拉時，勿彎腰駝背。

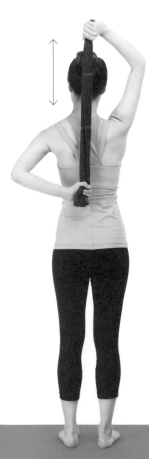

1　準備長毛巾。抬頭挺胸站好後，在背後用雙臂抓住毛巾的兩端。此時會伸展到下方手臂。

2　慢慢將毛巾往上拉，維持 15 秒。相同動作重複 3 次，再採用相同方法換手操作。

肩關節囊伸展運動

利用重力延展肩關節囊，為肩膀帶來暢快感，
並減輕疼痛。

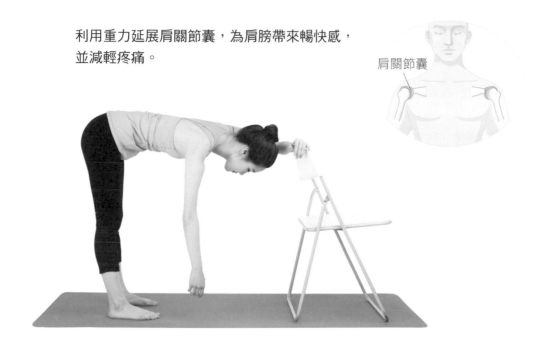

肩關節囊

1　一手抓住椅子支撐身體後，彎下腰。

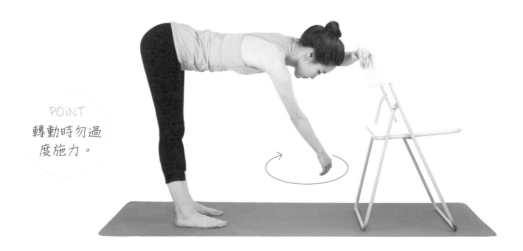

POINT
轉動時勿過
度施力。

2　另一隻手臂朝下伸直，然後像畫圓一樣轉動 30 秒，盡量不要
　　施力。相同動作重複 2 次，再採用相同方法換手操作。

103

手肘

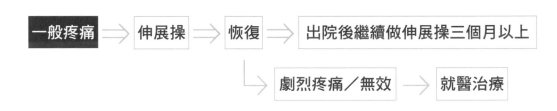

觀看紓解手肘疼痛
的伸展操影片

一般疼痛 ⟶ 伸展操 ⟶ 恢復 ⟶ 出院後繼續做伸展操三個月以上

↳ 劇烈疼痛／無效 ⟶ 就醫治療

手肘一般疼痛檢查清單

自我檢查時，如果符合以下一般疼痛的項目，請持之以恆做伸展操，如此一
來便能舒緩手肘疼痛。

- 投球時，手肘內側與外側會反覆出現疼痛感。
- 用手臂支撐體重時會有疼痛感。
- 有慢性疼痛，以致左前臂與右前臂粗細不同。
- 伸直手臂時，手肘後方有刺痛感。
- 輕壓手肘會有疼痛感。
- 拿完重物後，手肘會有疼痛感，不過休息一下就會消失。
- 長時間敲打電腦鍵盤的話，手肘上方會僵硬。
- 擰抹布時手肘會痛。
- 緊握拳頭或轉動前臂和手腕時，經常出現疼痛感。

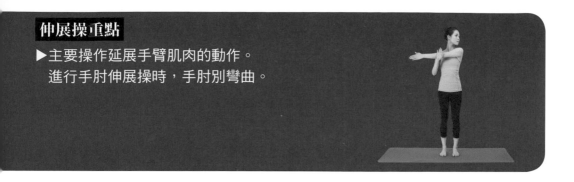

劇烈疼痛 $\Longrightarrow$ 就醫檢查 $\Longrightarrow$ 治療及恢復 $\Longrightarrow$ 持之以恆做伸展操

手肘劇烈疼痛檢查清單

持之以恆做伸展操，但以下劇烈疼痛的項目仍然符合三個以上，就必須就醫接受檢查。

‧手肘內側、後側腫脹。
‧手臂伸直彎曲時，手肘內側或外側會痛。
‧無名指和小指發麻，感受得到肌力的差異。
‧投球後，手肘會發熱腫脹，有疼痛感。
‧手肘受到衝擊或外傷後，手臂難以彎曲和伸直。
‧手肘外側、內側、前側會痛。
‧拿平底鍋或湯碗時，手肘會出現發麻或發熱的症狀。
‧礙於手肘疼痛，舉起手臂或洗頭髮等日常生活有困難。
‧手肘痛到晚上睡不著。
‧拿東西或進行推的動作時，手肘會劇烈疼痛，而且手臂無力。
‧礙於手肘疼痛，難以操作拿筷子、拿咖啡杯、轉動門把等動作。
‧曾經因為握手時疼痛劇烈而不願意與他人見面。

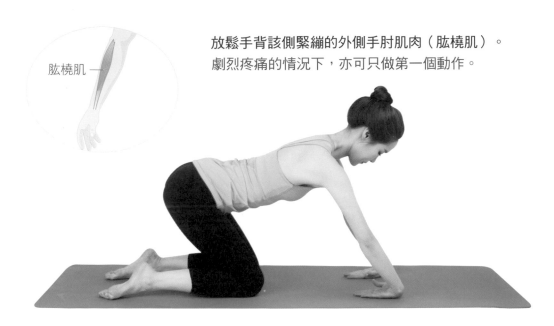

手肘 跪姿手背撐地運動

肱橈肌

放鬆手背該側緊繃的外側手肘肌肉（肱橈肌）。
劇烈疼痛的情況下，亦可只做第一個動作。

1 跪下，兩邊手背支撐地面。

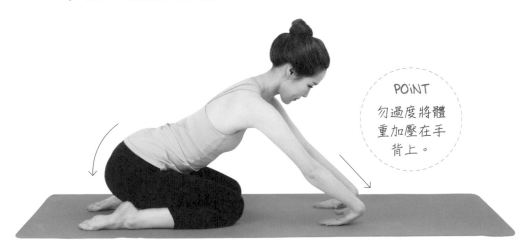

POiNT
勿過度將體
重加壓在手
背上。

2 臀部慢慢緊貼後腳跟，手肘打直，維持 15 秒。相同動作重複
3 次。

106

手腕舉重運動

強健手背該側的外側手肘肌肉（肱橈肌），減輕疼痛。

肱橈肌

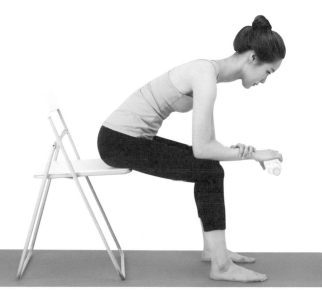

1　臀部緊貼椅子前端，端正坐好。一隻手緊握水瓶，手肘放在膝蓋上。另一隻手緊抓手腕。

POINT
手肘勿離開膝蓋。

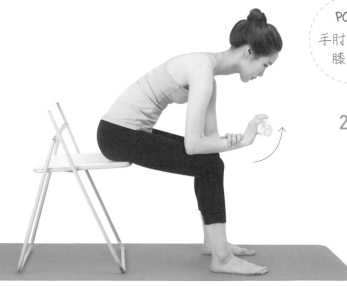

2　其它部位固定不動，緊握水瓶的手腕往上抬，維持 15 秒，接著向下彎，維持 15 秒。相同動作重複 3 次，再採用相同方法換手操作。

手肘外轉舉重運動

強健手肘向外轉動的肌肉（尺骨肌、肱橈肌），減輕疼痛。

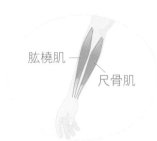

肱橈肌

尺骨肌

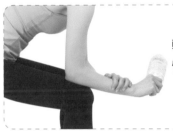

OK
轉動水瓶時，手臂不用一起轉。

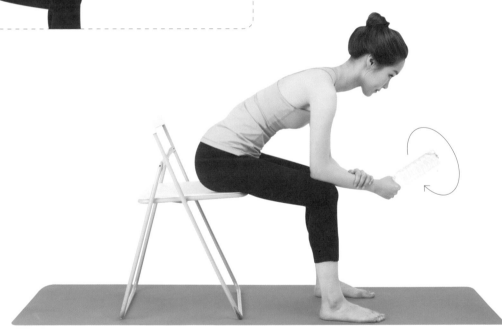

1 臀部緊貼椅子前端，端正坐好。一隻手緊握水瓶末端，手肘放在膝蓋上。

2 另一隻手緊抓手腕，緊握水瓶的手慢慢向外轉動 15 秒。相同動作重複 3 次，再採用相同方法換手操作。

手肘 雙臂手肘肌肉伸展

延展手背該側的外側手肘肌肉（肱橈肌），不僅能紓緩疼痛，亦能減輕疲勞感。

肱橈肌

NG
高舉或放下雙臂時，手背不能分開。

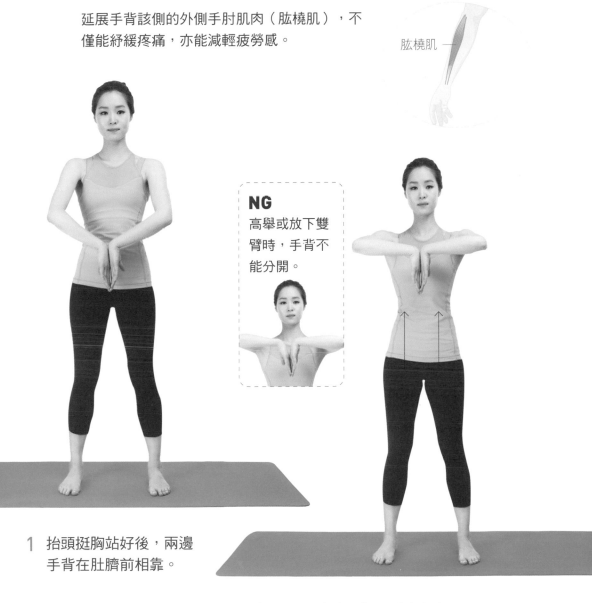

1 抬頭挺胸站好後，兩邊手背在肚臍前相靠。

2 手背緊貼，雙臂高舉至肩膀高度，維持 15 秒。相同動作重複 3 次。

內側手肘肌肉伸展

延展手掌該側的手肘肌肉（尺骨肌），減輕疼痛與疲勞感。請在不會疼痛的限度內操作。

尺骨肌

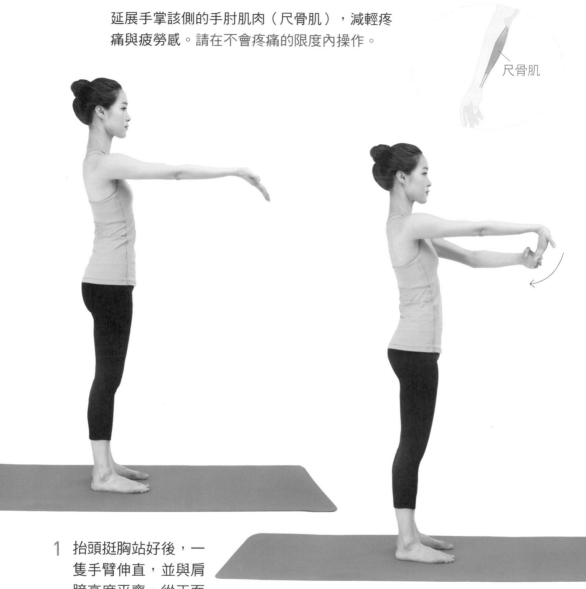

1 抬頭挺胸站好後，一隻手臂伸直，並與肩膀高度平齊。從正面來看，可看見手掌。

2 另一隻手緊抓伸直的手的手指，手肘盡量打直，並往身體內側輕拉，維持 15 秒。相同動作重複 3 次，再採用相同方法換手操作。

外側手肘肌肉伸展

延展手背該側的手肘肌肉（肱橈肌），減輕疼痛與疲勞感。請在不會疼痛的限度內操作。

肱橈肌

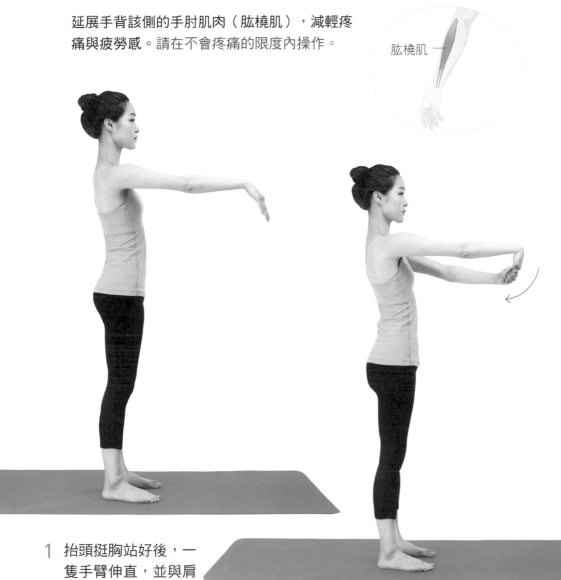

1 抬頭挺胸站好後，一隻手臂伸直，並與肩膀高度平齊。從正面來看，可看見手背。

2 另一隻手緊抓伸直的手的手指，手肘盡量打直，並往身體內側輕拉，維持 15 秒。相同動作重複 3 次，再採用相同方法換手操作。

111

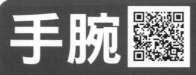

手腕

觀看紓解手腕疼痛
的伸展操影片

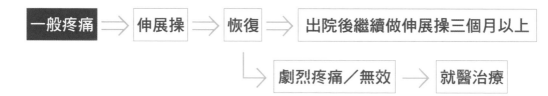

一般疼痛 ⟹ 伸展操 ⟹ 恢復 ⟹ 出院後繼續做伸展操三個月以上

⟹ 劇烈疼痛／無效 ⟹ 就醫治療

手腕一般疼痛檢查清單

自我檢查時，如果符合以下一般疼痛的項目，請持之以恆做伸展操，如此一
來便能舒緩手腕疼痛。

- 突然覺得手腕無力。
- 難以打開瓶蓋或轉動鑰匙。
- 轉動門把時，手腕會痛。
- 轉汽車方向盤或扶著桌子站起來時，手臂會痛。
- 開瓦斯或擰毛巾的水時，手腕肌腱會痛。
- 使用電腦或智慧型手機時，手腕會感到沉重負擔。

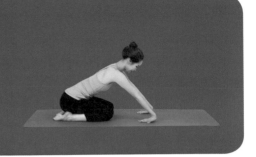

劇烈疼痛 $\Rightarrow$ 就醫檢查 $\Rightarrow$ 治療及恢復 $\Rightarrow$ 持之以恆做伸展操

手腕劇烈疼痛檢查清單

持之以恆做伸展操，但以下劇烈疼痛的項目仍然符合三個以上，就必須就醫接受檢查。

 腕關節長時間維持彎曲或伸展狀態的情況下，疼痛感和感官障礙漸趨嚴重。
· 彎大拇指時，魚際肌（大拇指下方的手掌肌肉）消瘦萎縮。
· 手變得毫無知覺，若想緊緊握住手，有時手腕會有疼痛感。
· 無法用力抓住物品，物品會掉下來，症狀嚴重的話，手的感覺會消失。
· 難以從事針線活等精細作業。
· 手腕彎到底的話，手掌會嚴重發麻。

強健手臂毛巾運動

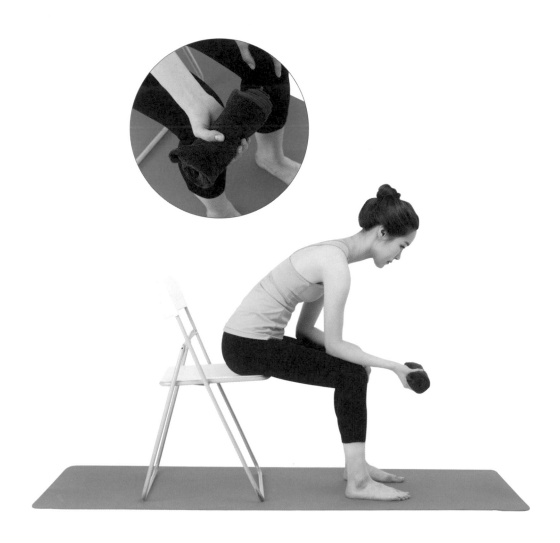

1 臀部緊貼椅子前端，端正坐好。一隻手緊握毛巾，手肘放在
大腿上。

藉由強健手臂肌肉（尺骨肌、肱橈肌）來提升
肌力，幫助減輕疼痛。請在不會疼痛的限度內
操作。

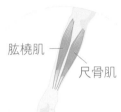

肱橈肌

尺骨肌

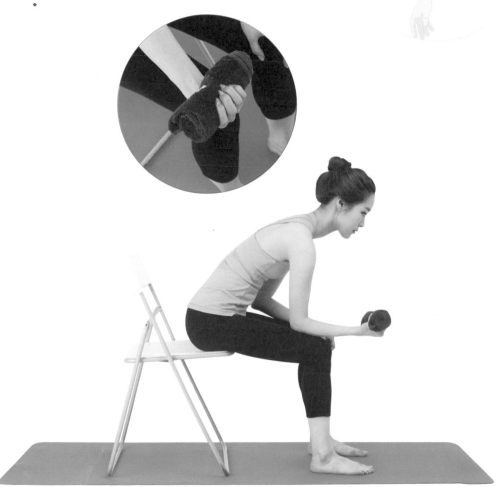

2　盡量緊握毛巾，維持 15 秒再慢慢鬆手。相同動作重複 3 次，
　　再採用相同方法換手操作。

跪姿反掌撐地運動

延展大量使用的手掌該側手肘肌肉（尺骨肌），讓關節活動更舒適。劇烈疼痛的情況下，也可以只做第一個動作。

尺骨肌

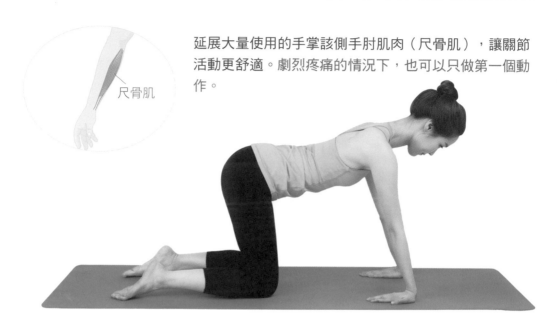

1　跪下，手掌支撐地面。轉動手腕，讓手指朝向身體。

NG
手掌不能離地。

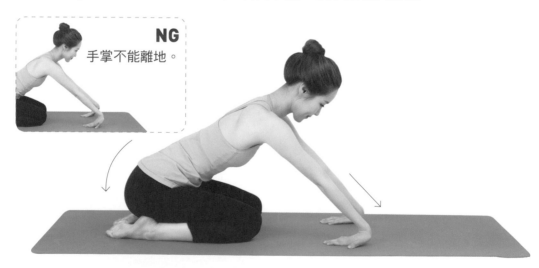

2　臀部慢慢緊貼後腳跟，手肘伸直，維持 15 秒。相同動作重複 3 次。

合掌下壓關節伸展

提高手掌該側手肘肌肉（尺骨肌）的柔軟度，
擴大關節的動作。

尺骨肌

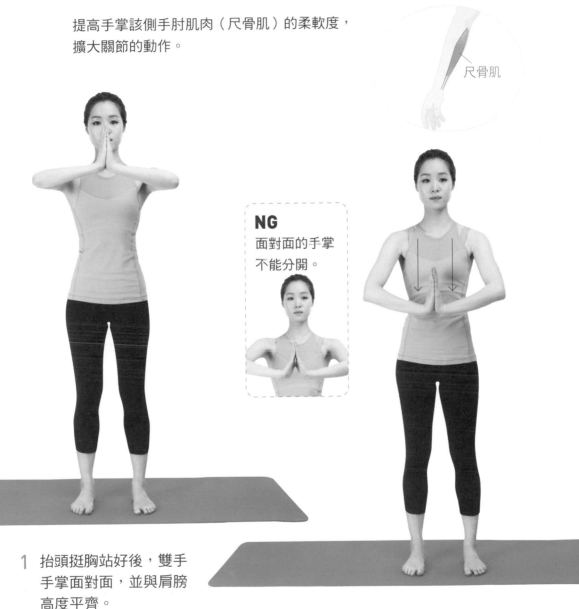

NG
面對面的手掌
不能分開。

1　抬頭挺胸站好後，雙手
　手掌面對面，並與肩膀
　高度平齊。

2　手掌緊貼，雙臂下移至腰部高度，維持 15
　秒。相同動作重複 3 次。

手掌下壓手臂伸展

提高手掌該側手肘肌肉（尺骨肌）的柔軟度，
擴大關節的動作，減輕疼痛。請在不會疼痛的
限度內操作。

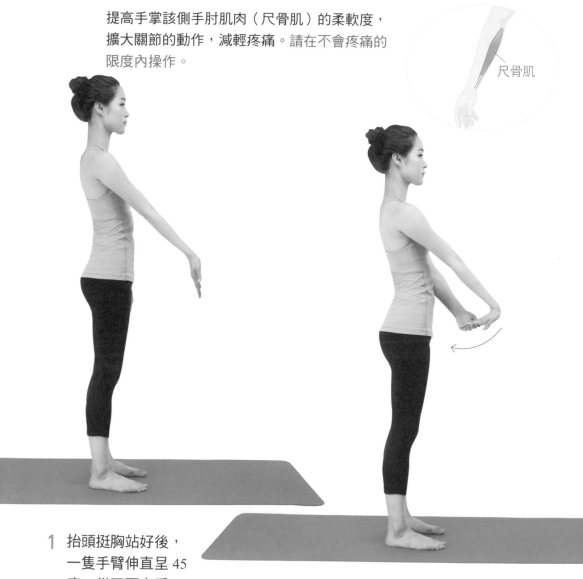

尺骨肌

1 抬頭挺胸站好後，
一隻手臂伸直呈 45
度。從正面來看，
可看見手掌。

2 用另一隻手抓伸直的手的手指，再慢慢延展手臂，維
持 15 秒。相同動作重複 3 次，再採用相同方法換手
操作。

手肘肌肉強化運動

強健弱化的手背該側手肘肌肉。

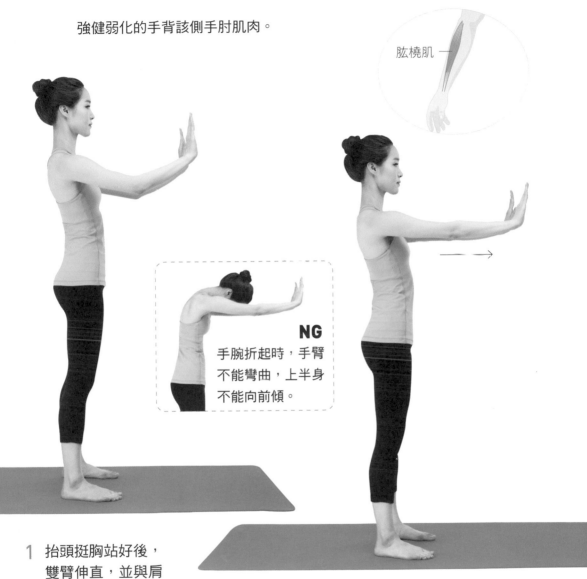

肱橈肌

NG
手腕折起時,手臂
不能彎曲,上半身
不能向前傾。

1 抬頭挺胸站好後,
雙臂伸直,並與肩
膀高度平齊。從正
面來看,可看見手
掌。

2 盡量舒展手肘,並將手腕往臉部方向折起來,維持
6 秒。相同動作重複 6 次。

骨盆

觀看紓解骨盆疼痛
的伸展操影片

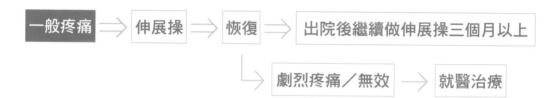

骨盆一般疼痛檢查清單

自我檢查時，如果符合以下一般疼痛的項目，請持之以恆做伸展操，如此一
來便能舒緩骨盆疼痛。

- 久坐臀部會僵硬又痠痛。
- 盤腿久坐在地上的話會不舒服。
- 久站時用拳頭敲打臀部會感到舒服。
- 腰部和臀部經常同時隱隱作痛。
- 臀部靜止不動比臀部動來動去來得更不舒服。

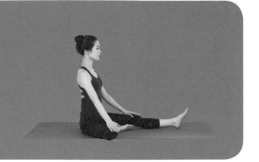

伸展操重點

▶ 主要操作延展臀部肌肉的動作。

▶ 進行骨盤伸展操時，腿部肌肉與腰部
　肌肉會同時起作用，因此為了盡量讓
　臀部肌肉有緊繃感，務必留意調整動
　作的角度。

劇烈疼痛 → 就醫檢查 → 治療及恢復 → 持之以恆做伸展操

骨盆劇烈疼痛檢查清單

持之以恆做伸展操，但以下劇烈疼痛的項目仍然符合三個以上，就必須就醫
接受檢查。

・大腿骨（股骨靠近臀部的末端）因劇烈運動或事故而骨折。
・走路時大腿內側會痛，而且痛得越來越厲害，腳會一跛一跛的。
・靜止不動臀部也會痛。
・腿往內或往外轉動時，臀部會痛。
・難以盤腿，而且雙腿長度差異大。
・無法活動臀部。
・跑步時臀部的疼痛感越來越嚴重。
・臀部疼痛感突然加劇，或是用腳踩地面時痛得更厲害，以致腳會一跛一跛的。
・不只臀部會痛，腿也會痛。

骨盆　梨狀肌伸展運動

延展臀部肌肉（臀大肌）與髖關節的深層肌肉（梨狀肌），減輕疼痛。如果膝蓋會痛，請停止做此伸展操。

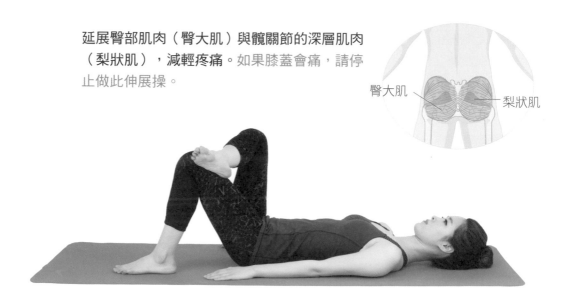

臀大肌　　　　　梨狀肌

1　平躺在地，屈膝，將某側腳踝抬到另一隻腳的膝蓋上。

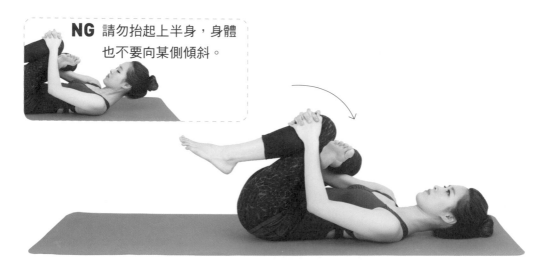

NG 請勿抬起上半身，身體也不要向某側傾斜。

2　雙手十指緊扣，抓住立起來的腳，並往胸口方向拉，維持 15 秒。相同動作重複 3 次，再採用相同方法換腳操作。

躺姿髖關節運動

延展連接腰部與臀部的肌肉（腰方肌、臀中肌），減輕疼痛。

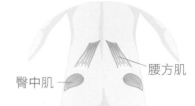

臀中肌

腰方肌

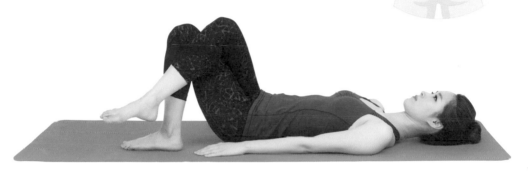

1　平躺在地，屈膝，一隻腳翹到另一隻腳的上方。

NG 壓腿時，另一側的肩膀不可以離地。

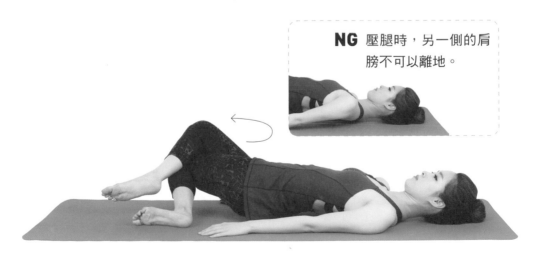

2　利用腳的重量，往翹起來的腳的方向輕壓，維持 15 秒。相同動作重複 3 次，再採用相同方法換腳操作。

骨盆　夾枕橋式運動

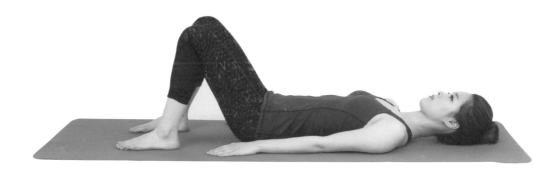

1　平躺在地，屈膝。

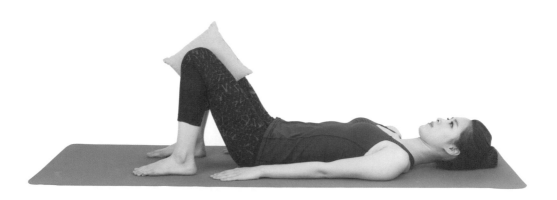

2　雙腿中間夾抱枕。

強健繃緊腿部的內收肌與影響腰部（豎脊肌）穩定性的臀部肌肉（臀大肌）或大腿肌肉（大腿後側肌肉群），減輕疼痛。

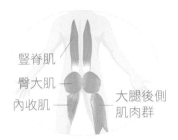

豎脊肌
臀大肌
內收肌
大腿後側
肌肉群

POINT
臀部抬到身體
呈一直線的高
度即可。

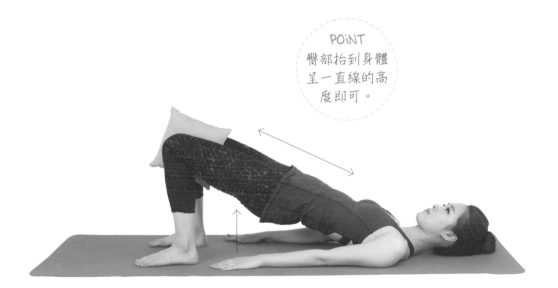

3　施力讓抱枕不要掉下來，並同時將臀部抬到胸部與腹部呈一直線的高度為止，維持 6 秒。相同動作重複 6 次。

骨盆內側肌肉伸展

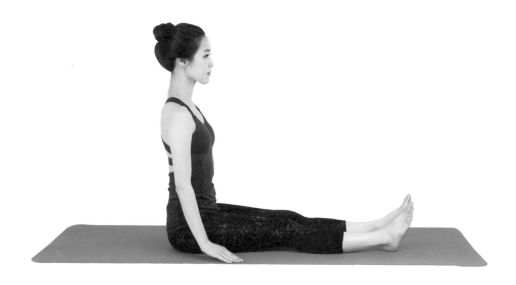

1 雙腿伸直，端正坐在地上。

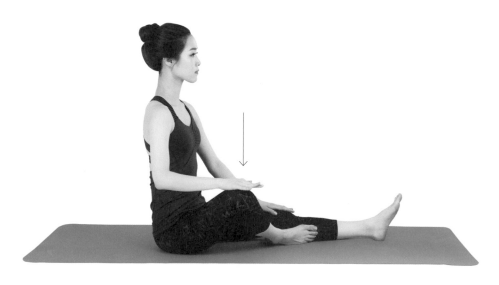

2 一腳彎曲像盤腿一樣，雙手放在膝蓋上。

延展連接與繃緊腰部、臀部的肌肉（內收肌），減輕腰部疼痛。

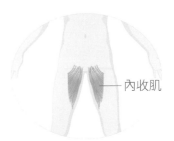

內收肌

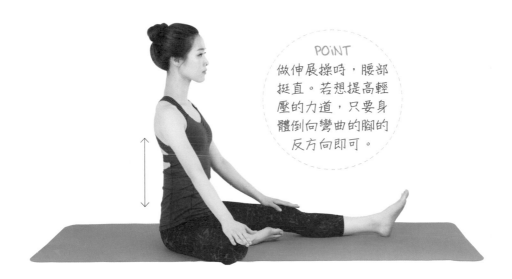

POiNT
做伸展操時，腰部挺直。若想提高輕壓的力道，只要身體倒向彎曲的腳的反方向即可。

3　一隻手輕壓盤腿的膝蓋，維持 10 秒。相同動作重複 5 次，再採用相同方法換腳操作。

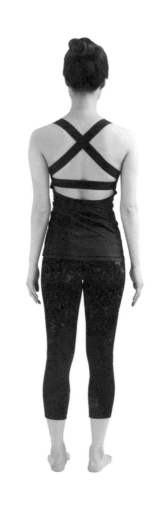

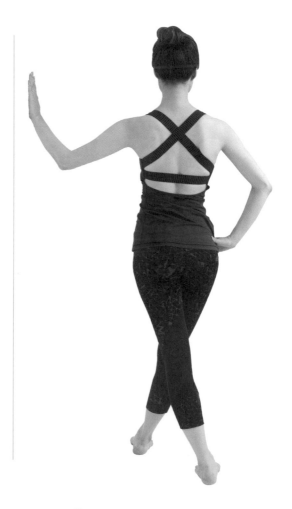

1 站在牆壁旁，跟牆壁間
隔半隻手臂的距離。

2 用手臂支撐牆面，一隻腳
放在前方對角線的位置。

延展腰部周圍肌肉（腰方肌）、髖關節的外
側韌帶與肌肉（闊筋膜張肌），減輕疼痛與
疲勞感。

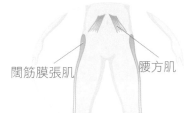

闊筋膜張肌　　　腰方肌

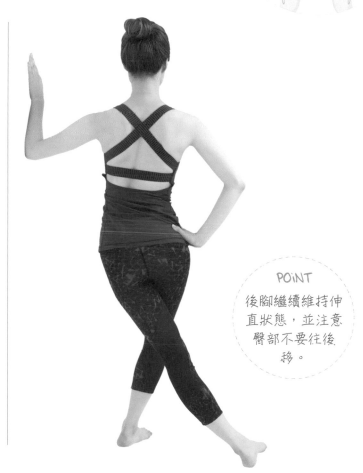

POINT
後腳繼續維持伸
直狀態，並注意
臀部不要往後
移。

3　前腳彎曲以承載體重，後腳伸直以延展大腿外側，維持 15 秒。
　　相同動作重複 3 次，再採用相同方法換手操作。

膝蓋

觀看紓解膝蓋疼痛
的伸展操影片

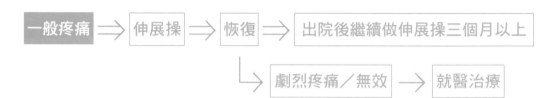

一般疼痛 ⇒ 伸展操 ⇒ 恢復 ⇒ 出院後繼續做伸展操三個月以上

⇒ 劇烈疼痛／無效 ⇒ 就醫治療

膝蓋一般疼痛檢查清單

自我檢查時，如果符合以下一般疼痛的項目，請持之以恆做伸展操，如此一來便能舒緩膝蓋疼痛。

- 經常下意識地用一隻腳站立。
- 偶爾會有膝蓋發軟無力、腳歪斜不正的感覺。
- 大腿柔軟度變差。
- 不方便蹲坐。
- 膝蓋會發熱。
- 若是大量進行走路或跑步的運動，膝蓋會僵硬痠痛又疲憊。
- 爬高的樓梯時，膝蓋相當耗力，中間要休息好幾次。
- 穿高跟鞋等鞋跟高的鞋子走太多路的話，膝蓋會痛。
- 膝蓋輕微疼痛和有疲憊感時，按摩或熱敷後會覺得舒服許多。
- 爬山後再下山時，膝蓋會覺得十分不適。

伸展操重點

▶大腿肌肉是減輕膝蓋疼痛的關鍵，因此為了讓膝蓋的疼痛感最小化，一開始主要操作坐著強健大腿肌肉的動作。

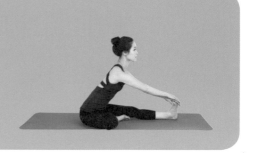

劇烈疼痛 $\Rightarrow$ 就醫檢查 $\Rightarrow$ 治療及恢復 $\Rightarrow$ 持之以恆做伸展操

膝蓋劇烈疼痛檢查清單

持之以恆做伸展操，但以下劇烈疼痛的項目仍然符合三個以上，就必須就醫接受檢查。

- 運動比賽途中曾因為摔倒或碰撞導致膝蓋往內轉。
- 開車途中曾因為緊急煞車導致膝蓋撞到儀表板。
- 走路途中膝蓋伸直的同時有往後位移的感覺。
- 坐在椅子上超過 30 分鐘的話，膝蓋會痛。
- 屈膝再伸直時會突然覺得卡卡的，既伸不直也彎不了。
- 膝蓋又腫又僵硬，難以伸直。
- 膝窩緊繃又僵硬，覺得沉甸甸的。
- 屈膝跪下時脛骨會痛。
- 屈膝跪下並轉身時會產生疼痛感。
- 走太多路或上下樓梯時，膝蓋會腫脹發熱。
- 膝窩腫起來。
- 脛骨前側突出許多，運動時會痛。

大腿前側伸展

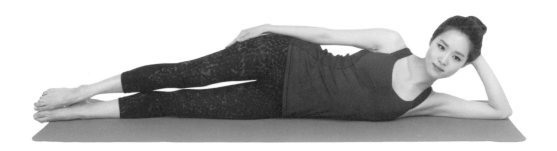

1　側躺，一隻手支撐頭部。

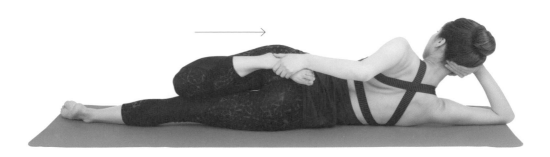

2　一隻腳的膝蓋向後彎，並用另一隻手抓住腳背。

延展大腿前側肌肉（股四頭肌），強健膝蓋骨，減輕疼痛。腰部疼痛時也可以操作。

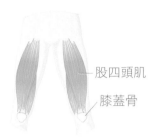

股四頭肌

膝蓋骨

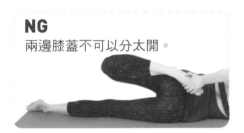

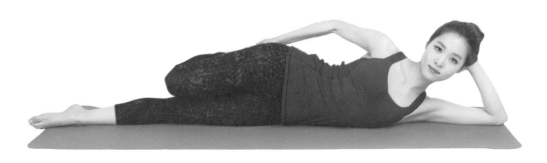

3 抓住腳背的手施力往身體方向拉，維持 15 秒。相同動作重複 3
次，再採用相同方法換腳操作。

膝蓋 大腿後側伸展

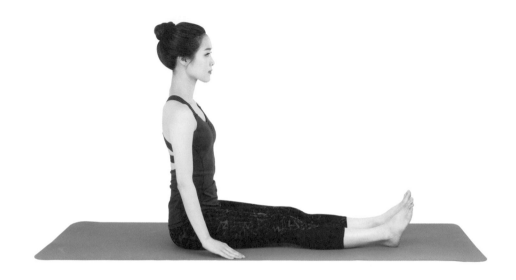

1 雙腿伸直，端正坐在地上。

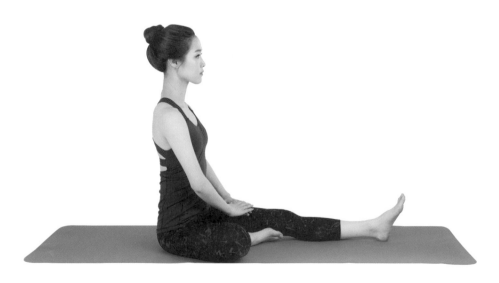

2 一腳彎曲像盤腿一樣，腰部挺直。

延展大腿後側肌肉（大腿後側肌肉群），減輕
膝蓋疼痛。

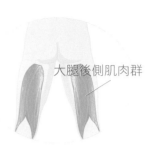

大腿後側肌肉群

POINT
輕拉腳尖時，
背部和腰部要
打直。

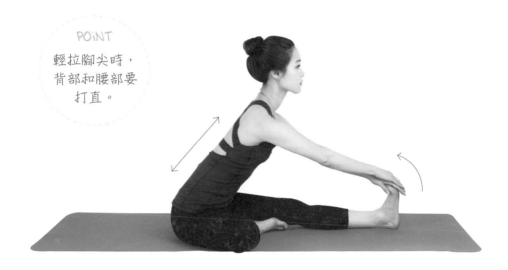

3 腰部挺直，雙手抓住伸直的腿的腳尖，並往身體方向拉，維持
15 秒。相同動作重複 3 次，再採用相同方法換腳操作。

雙膝與前側肌肉強健運動

強健大腿前側肌肉（股四頭肌）和膝蓋骨，減輕膝蓋疼痛。

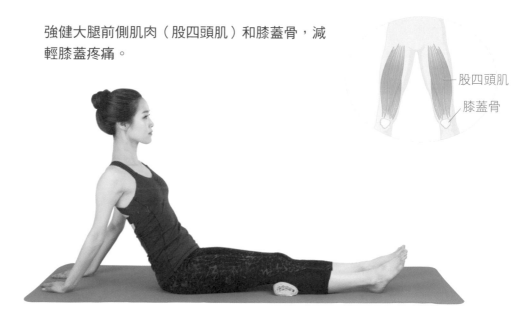

股四頭肌
膝蓋骨

1　放鬆坐好，雙手置於身後，上半身向後微傾。雙腿伸直，並將毛巾捲好放在某側膝蓋下。

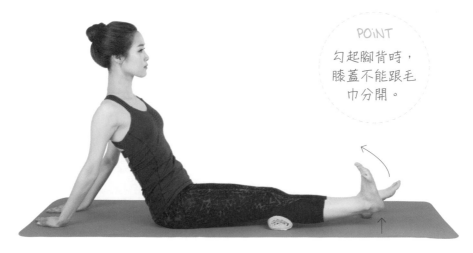

POINT
勾起腳背時，膝蓋不能跟毛巾分開。

2　利用大腿前側肌肉勾起腳背，直到墊毛巾的腳的後腳跟離地為止，維持 6 秒。相同動作重複 6 次，再採用相同方法換腳操作。

膝蓋與大腿前側強化運動

強健大腿前側肌肉（股四頭肌）和膝蓋骨，減輕膝蓋疼痛和增加穩定度。請在不會疼痛的限度內操作。

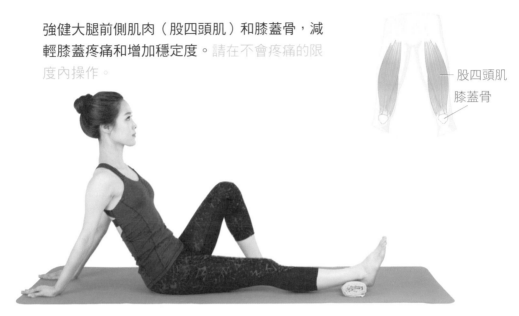

股四頭肌

膝蓋骨

1 放鬆坐好，雙手置於身後，上半身向後微傾，接著一腳立起來。另一隻腳伸直，並將毛巾捲好放在腳踝下。

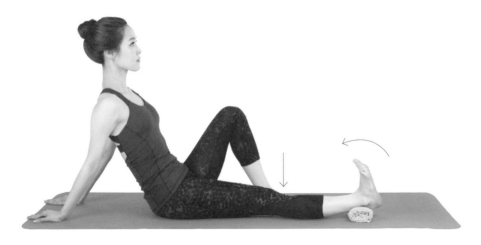

2 輕壓墊毛巾的膝蓋，讓膝蓋緊貼地面。大腿前側施力，將腳背往身體方向勾，維持 6 秒。相同動作重複 6 次，再採用相同方法換腳操作。

放鬆膝蓋骨運動

放鬆膝蓋骨周圍組織，減輕疼痛。

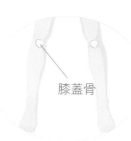

膝蓋骨

POiNT
進行伸展時，
腿部要放鬆。

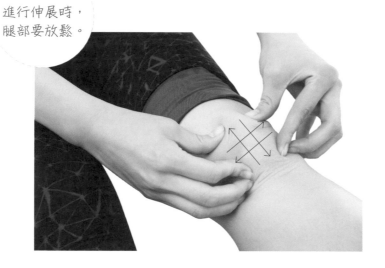

1 雙腿伸直，端正坐在地上。雙手抓著膝蓋骨往
上下左右移動。

2 採用相同方法換腳操作。

膝蓋　大腿前側與膝蓋伸展

強健大腿前側肌肉（股四頭肌）和膝蓋骨。

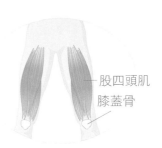

股四頭肌
膝蓋骨

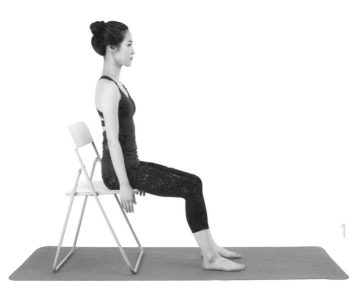

1　臀部緊貼椅子前端，抬頭挺胸，端正坐好。

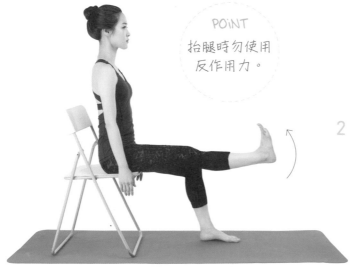

POiNT
抬腿時勿使用
反作用力。

2　一隻腳盡量維持伸直狀態，並抬到跟大腿呈一直線的位置，維持 6 秒。同時將腳背往身體方向勾。相同動作重複 6 次，再採用相同方法換腳操作。

139

腳踝

觀看紓解腳踝疼痛
的伸展操影片

一般疼痛 ⟹ 伸展操 ⟹ 恢復 ⟹ 出院後繼續做伸展操三個月以上

⟶ 劇烈疼痛／無效 ⟹ 就醫治療

腳踝一般疼痛檢查清單

自我檢查時，如果符合以下一般疼痛的項目，請持之以恆做伸展操，如此一來便能舒緩腳踝疼痛。

- 在醫院接受完治療（針灸、物理治療、藥物、注射）後，依然三不五時會扭到腳踝。
- 穿高跟鞋時會扭傷腳踝。
- 腳踝受傷的話有時會腫起來。
- 若要進行有些強人所難的運動，會擔心扭傷腳踝。
- 腳踝發軟無力。
- 一直以來都擔心扭傷腳踝，所以凡事小心翼翼，導致腳踝變細了。

伸展操重點

▶主要操作強健小腿外側肌肉的動作。
▶活動腳踝時，腿千萬不能一起轉動。

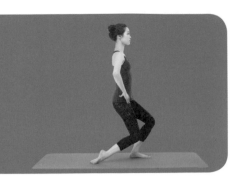

劇烈疼痛 $\Rightarrow$ 就醫檢查 $\Rightarrow$ 治療及恢復 $\Rightarrow$ 持之以恆做伸展操

腳踝劇烈疼痛檢查清單

持之以恆做伸展操，但以下劇烈疼痛的項目仍然符合三個以上，就必須就醫接受檢查。

- 腳踝周圍腫脹或疼痛。
- 靜止不動時不會痛，但是走路時腳踝會痛。
- 扭傷腳踝後，腳踝會嚴重腫脹和發燙，寸步難行。
- 扭傷腳踝時，有感受到或聽到「卡」的聲音。
- 受傷後腳踝周圍的骨頭突出或變形。
- 雖然腳踝扭傷或骨折後痊癒了，但是腳踝依然有搖來晃去、容易扭到的感覺。
- 腳踝後方的阿基里斯腱有斷裂的疑慮。
- 或走或跑 5 分鐘以上，腳踝的特定部位會痛。
- 走路時腳踝前面或後面有被東西夾住的感覺，關節的感受不一樣。
- 繞腳踝時會發出聲音或有東西彈起來的感覺。
- 兩邊小腿粗細不一。
- 走路時腳踝不穩且搖來晃去。

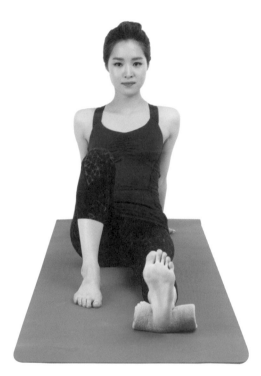

1　放鬆坐好，雙手置於身後，上半身向後微傾，接著一腳立起來。另一隻腳伸直，並將毛巾捲好放在腳踝下。

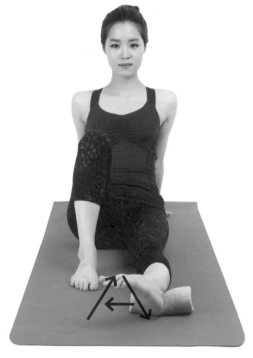

2　用腳踝寫英文字母（A、B、C）10 次。

能夠強健腳踝周圍和脛骨的肌肉（脛骨前肌、腓骨長肌、腓骨短肌），沒有承重的危險性。

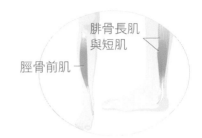

腓骨長肌與短肌

脛骨前肌

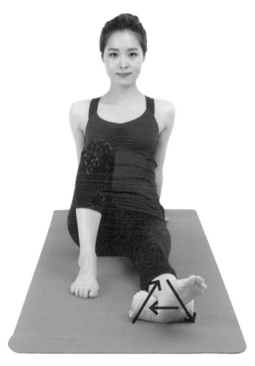

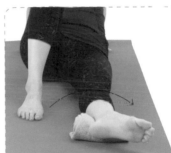

NG
寫英文字母時只能使用腳踝，腿不能轉動。

3　相同動作重複 3 次，再採用相同方法換腳操作。

腳踝與腳掌活化運動

強健腳踝外側肌肉（腓骨長肌、腓骨短肌）和腳掌肌肉
（屈趾短肌）提高腳踝穩定性。

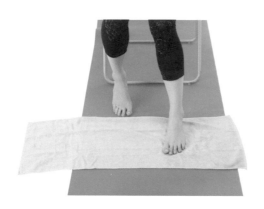
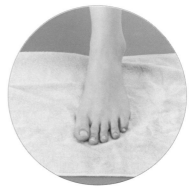

1　臀部緊貼椅子前端，端正坐好。腳下鋪毛巾，再擺上一隻腳。

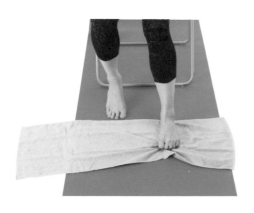
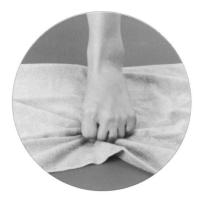

2　用腳趾抓住毛巾。

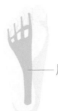

腓骨長肌
與短肌

屈趾短肌

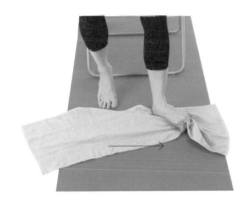

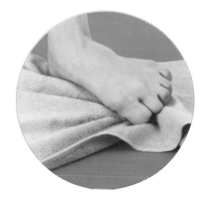

3 以後腳跟為軸,向外推毛巾 10 次。相同動作重複 3 次,
再採用相同方法換腳操作。

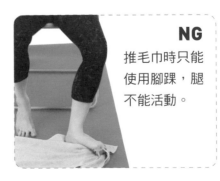

NG
推毛巾時只能
使用腳踝,腿
不能活動。

輕壓腳背下肢伸展

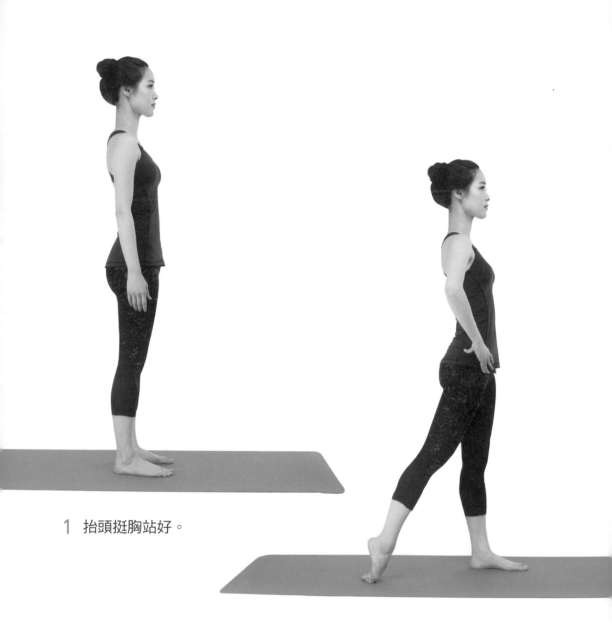

1 抬頭挺胸站好。

2 一隻腳置於身後，腳趾集中後立起來。

能夠延展脛骨肌肉（脛骨前肌），提高腳踝
柔軟度。

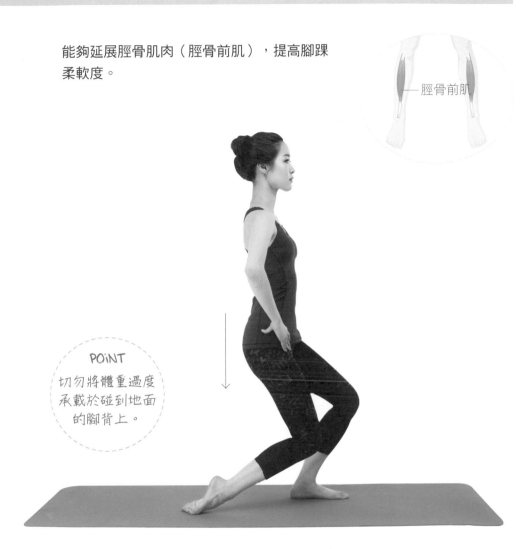

脛骨前肌

POINT
切勿將體重過度
承載於碰到地面
的腳背上。

3 雙腳屈膝，輕壓腳背，讓置於身後的腳背能碰到地面，
　維持 15 秒。相同動作重複 3 次，再採用相同方法換腳操作。

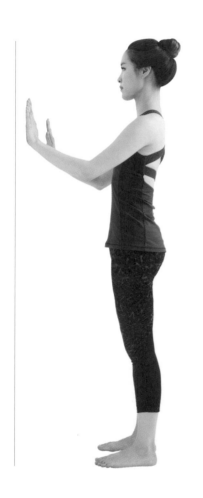

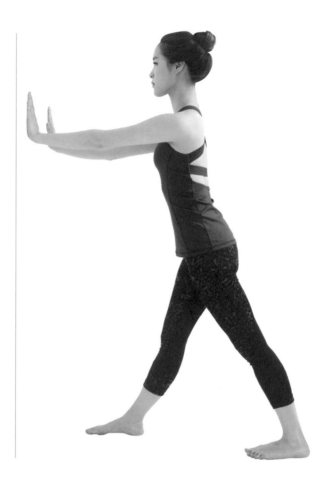

1 端正站好，雙手貼牆，跟牆壁間隔半隻手臂的距離。

2 盡量將腳踝疼痛的腳向後移。

延展小腿肌肉（阿基里斯腱、腓腸肌），減輕發
炎所引起的疼痛，提高腳踝柔軟度。對於小腿經
常抽筋的人來說相當有效。

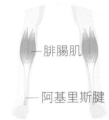

── 腓腸肌

── 阿基里斯腱

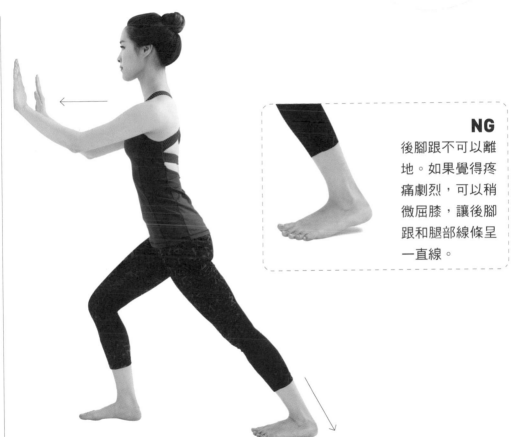

NG
後腳跟不可以離
地。如果覺得疼
痛劇烈，可以稍
微屈膝，讓後腳
跟和腿部線條呈
一直線。

3　抓住重心後，前腳膝蓋彎曲，盡量延展後腳的小腿，維持 15 秒。
　　相同動作重複 3 次。

149

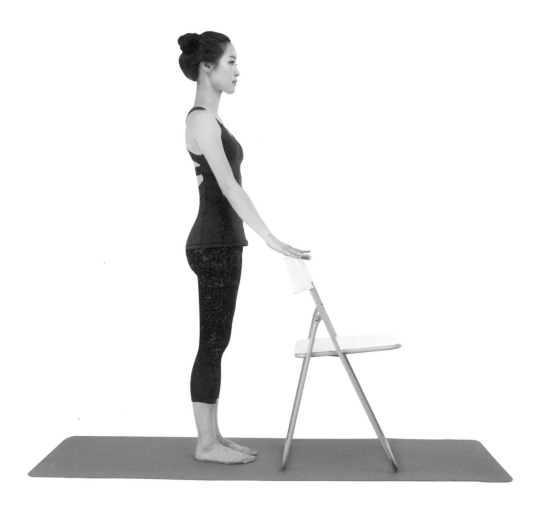

1 端正站好，雙手扶著椅背。

藉由強健小腿肌肉（阿基里斯腱、腓腸肌）以提
高腳踝的穩定性，並減輕疼痛。

腓腸肌

阿基里斯腱

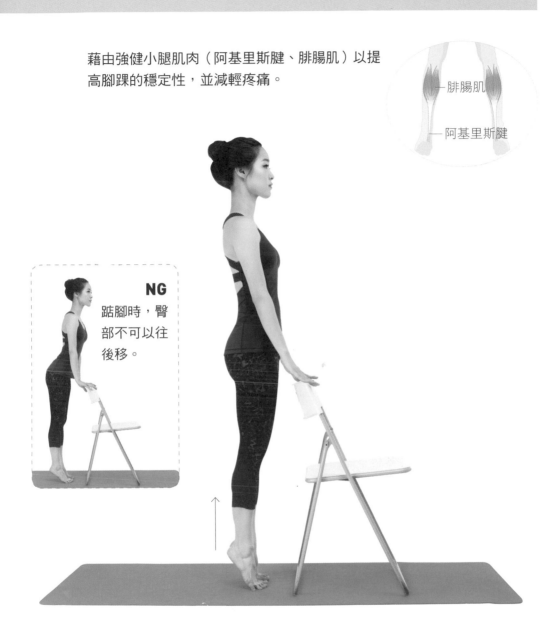

NG
踮腳時，臀
部不可以往
後移。

2 花 3 秒盡量慢慢抬起後腳跟，再花 3 秒慢慢放下後腳跟。
相同動作重複 6 次。

腳掌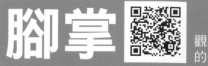

觀看紓解腳掌疼痛
的伸展操影片

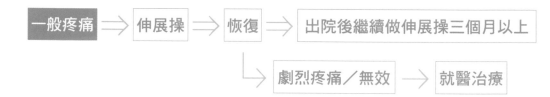

一般疼痛 ⟹ 伸展操 ⟹ 恢復 ⟹ 出院後繼續做伸展操三個月以上
⟹ 劇烈疼痛／無效 ⟹ 就醫治療

腳掌一般疼痛檢查清單

自我檢查時，如果符合以下一般疼痛的項目，請持之以恆做伸展操，如此一來便能舒緩腳掌疼痛。

- 一動腳掌就痛，一休息腳掌就不會痛。
- 久坐再起身走動時，覺得腳掌又痛又僵硬。
- 一日行程結束之際，腿會非常疲憊。
- 體重過度上升後，腳掌產生疼痛感。
- 突然從事力不從心的運動時，腳掌產生疼痛感。
- 只要做完小腿伸展操或按摩完疼痛部位，便會覺得腳掌舒服多了。
- 久站或走路時，覺得腳掌僵硬。

伸展操重點

▶ 操作腳趾向後折的動作時，要有腳掌
肌肉明顯伸展的感覺。操作時應確實
調整大拇趾的角度。

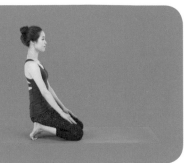

劇烈疼痛 就醫檢查 治療及恢復 持之以恆做伸展操

腳掌劇烈疼痛檢查清單

持之以恆做伸展操，但以下劇烈疼痛的項目仍然符合三個以上，就必須就醫
接受檢查。

· 腳掌感覺異常。
· 覺得腳又熱又麻。
· 久站的情況下，覺得腳掌痛得像燒起來一樣。
· 久站的情況下，腳掌沒有知覺。
· 腳的內側肌肉萎縮。
· 腳掌變平或足弓變大。
· 早上起床後踏出第一步時，腳掌感到劇烈疼痛。
· 走太久的情況下，腳掌疼痛會漸趨嚴重。

跪姿足底筋膜伸展

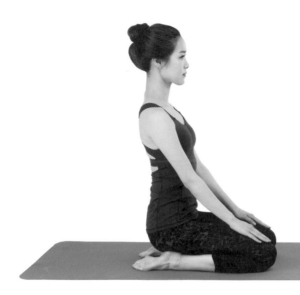

1 屈膝跪坐。

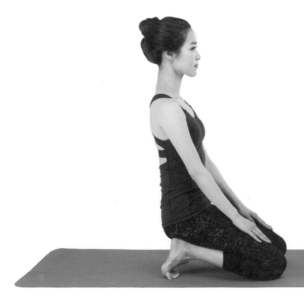

2 雙腳腳趾立起來以承載體重,維持 15 秒。相同動作重複 3 次。

延展腳趾筋膜與腳掌筋膜（足底筋膜），減輕疼
痛。膝蓋疾病患者最好避免操作。

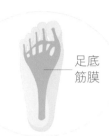

足底
筋膜

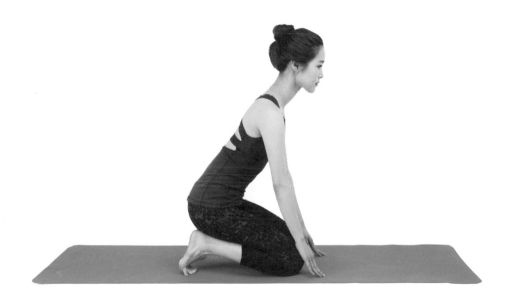

3　若是疼痛劇烈，可雙手緊貼地面，稍微抬臀以調整強度。

輕拉腳掌筋膜伸展

延展腳掌筋膜（屈拇長肌），減輕疼痛。

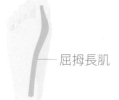

屈拇長肌

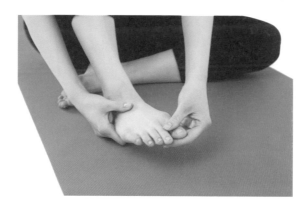

1 席地而坐，並用手抓住一隻腳的大拇趾。

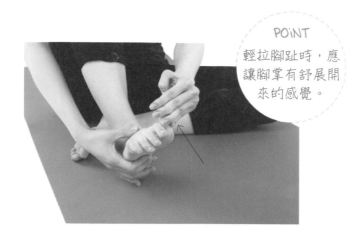

POINT
輕拉腳趾時，應讓腳掌有舒展開來的感覺。

2 手施力將大拇趾往腳背方向拉，維持 15 秒。相同動作重複 3 次，再採用相同方法換腳操作。

腳掌　足底筋膜紓展運動

刺激僵硬的腳掌筋膜（足底筋膜），減輕疼痛。

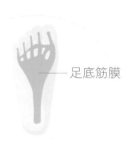

足底筋膜

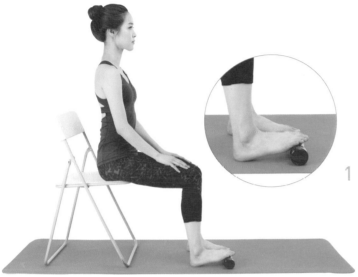

1 臀部緊貼椅子前端，抬頭挺胸，端正坐好。將瓶子（建議選可樂瓶等瓶身有凹槽的瓶子）放在一隻腳的腳掌下。

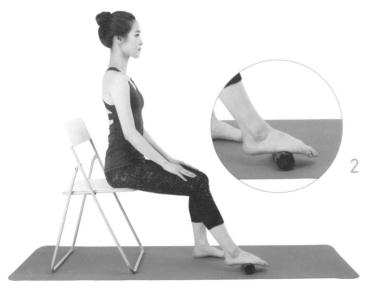

2 用腳掌前後滾動瓶子 30次。此時切勿用腳掌過度按壓瓶子，以免臀部離開椅子。相同動作重複 2 次，再採用相同方法換腳操作。

雙手緊貼牆壁延展腳掌

同時延展腳掌筋膜（屈趾短肌、趾外展肌）和小腿肌肉（阿基里斯腱、腓腸肌）。

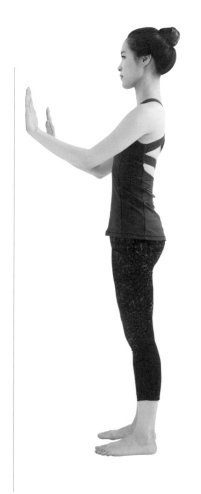 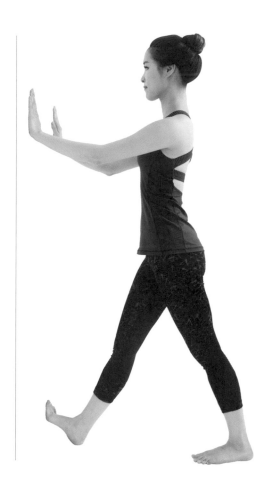

1　端正站好，雙手貼牆，跟牆壁
　　間隔半隻手臂的距離。

2　上半身維持一直線，一隻腳掌
　　貼牆呈斜線。

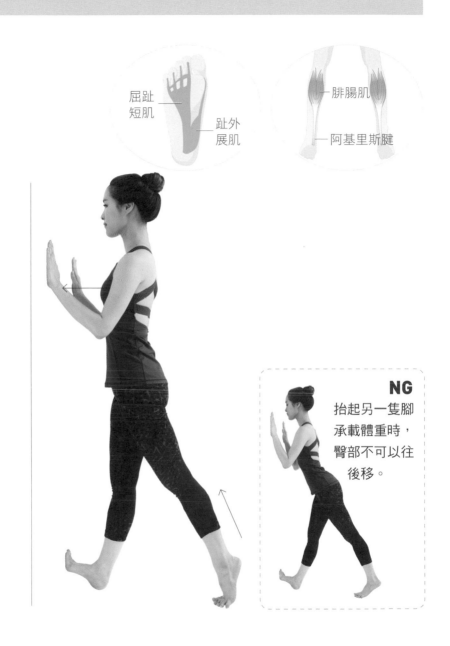

屈趾
短肌

趾外
展肌

腓腸肌

阿基里斯腱

NG
抬起另一隻腳
承載體重時，
臀部不可以往
後移。

3 朝牆壁方向抬起另一隻腳，以延展腳掌，維持 15 秒。相
　同動作重複 3 次，再採用相同方法換腳操作。

脚掌 雙手緊貼牆壁伸展小腿肚

延展小腿肌肉（阿基里斯腱、腓腸肌），減輕腳掌筋膜的負擔。此外，也能延展深層肌肉脛骨後肌，減輕發炎所引起的疼痛，提高腳踝柔軟度。

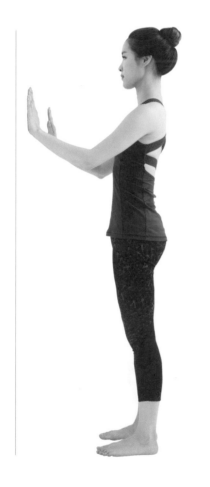

1 端正站好，雙手貼牆，跟牆壁間隔半隻手臂的距離。

2 盡量將腳踝疼痛的腳向後移。

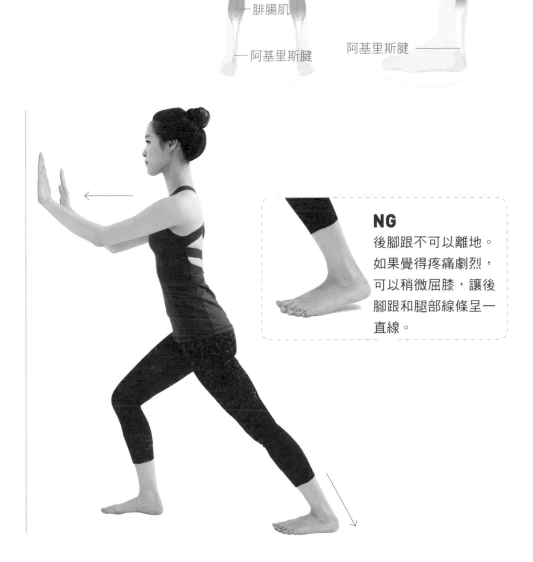

腓腸肌

阿基里斯腱

脛骨後肌

阿基里斯腱

NG
後腳跟不可以離地。
如果覺得疼痛劇烈，
可以稍微屈膝，讓後
腳跟和腿部線條呈一
直線。

3　抓住重心後，前腳膝蓋彎曲，盡量延展後腳的小腿，維
　　持 15 秒。相同動作重複 3 次。

結語
動不好疼痛劇烈，
動得好完全不會痛！

生活中，任誰都有腰部、頸部或膝蓋等關節不適或疼痛的經驗。疼痛跟外傷一樣，有時是明確原因所造成，有時則是上了年紀後退化所造成。有時會不舒服到需要就醫，但是輕微疼痛的情況下，有時也會利用運動、按摩或洗三溫暖等方法來紓解疼痛。

無論是緊急需要就醫治療的患者，還是為慢性疼痛所苦的患者，為了基本生活所需，每個人都必須或站或坐、或走路。也就是說，出問題的脊椎或關節暴露在人類行為所造成的壓力之下。因此，即使關節和肌肉問題治好了，一旦持續受到靜態或動態的刺激，依然會出現慢性疼痛。此外，受到疼痛影響的情況下，我們會忌諱使用肌肉與關節，這不但會使肌肉再度弱化，更會增加肌肉或關節的壓力，最後形成疼痛復發的惡性循環。

相較於預防，我國醫院治療體系專注在治療上，而脊椎和關節患者也有逐年增加的趨勢。事實上，罹患脊椎相關疾病的人僅次於感冒患者，而且為脊椎疾病所苦的人相當多，不分男女老少。人們之所以會如此頻繁地罹患脊椎疾病，最大原因來自於長時間坐在書桌前的生活習慣。

學生和上班族一天下來多半在桌子前度過，後果就是脊椎疾病。雖然生活更加便利，但是人們的運動量卻相形不足，而運動不足會導致脊椎肌肉弱化，並招致肥胖。一旦發胖，便會加重脊椎和腰部的負荷。除此之外，壓力和運動過量也會造成脊椎疾病。

為了擺脫這樣的疾病、擁有健康的腰，工作五十分鐘後休息十分鐘是必

做事項之一。學生的上課時間之所以這樣安排，也是因為讀書五十分鐘後身體必須休息十分鐘的緣故。此外，做國民體操也是好方法。我們往往認為國民體操滑稽又搞笑，或是認為那是學生時代最討厭做的事，可是**對學生、上班族和老年人來說，國民體操是相當理想的運動。我們所熟知的伸展操和運動計畫多半也是以國民體操為基礎所設計的。光是確實做好國民體操，便能保有健康的腰部，同時也能呵護全身的健康。**

這也是此書的核心所在。透過進階版國民體操的伸展操，呵護我們的身體，並進行預防運動，讓人類會活動到的骨骼肌肉少刺激疼痛關節。錯誤的運動時機或方法可能會對關節造成負擔，不過筆者透過長期以來的臨床經驗，設計了能盡量避免這種危險因素的計畫。如果你目前依然仰賴藥物、按摩和洗三溫暖，請果斷地拋開它們站起來。那些方法只能暫時紓緩症狀，絕非根本的解決之道。

此書的科學化復健伸展操計畫，不但能活化許多慢性疼痛病患的動作，亦能使生活品質更加美好，這點我敢保證，因此，請按照書中所教，開始做紓解疼痛的伸展操吧！

不同部位的

一天5分鐘
伸展操計畫

無論何時都能在家獨自操作的不同部位一天五分鐘伸展操計畫！
可以按照順序操作所有動作，亦可只選擇一種適合自己身體的動
作，持之以恆地操作下去。

腰部

結實肌肉會填補受損的組織。伸展操可提供肌肉與關節好的養分和氧氣，肌力運動能打造牢固的關節，減輕慢性疼痛。

紓解腰部疼痛的伸展操

注意事項

- 為減輕腰部負擔，請躺著或趴著進行。
- 逐漸增加伸展操的強度和頻率。
- 在不會疼痛的限度內操作伸展操。
- 一旦出現疼痛感，請立刻停止，並多加休息。

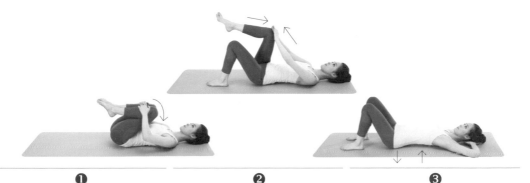

❶
躺姿雙膝併攏拉起來
維持 15 秒、重複 3 次（p.68）

❷
躺姿屈膝並用雙手推膝
維持 6 秒、重複 6 次、換腳（p.69）

❸
躺姿臀部緊貼，腰部下壓
維持 6 秒、重複 6 次（p.70）

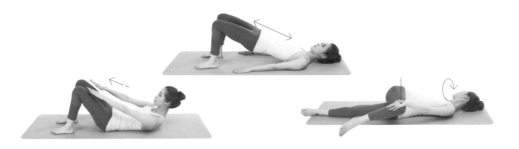

❹
躺姿抬起上半身並伸展雙臂
維持 6 秒、重複 6 次（p.72）

❺
躺姿抬臀
維持 6 秒、重複 6 次（p.73）

❻
躺姿屈膝再向兩側輕壓
維持 15 秒、重複 3 次、換腳（p.74）

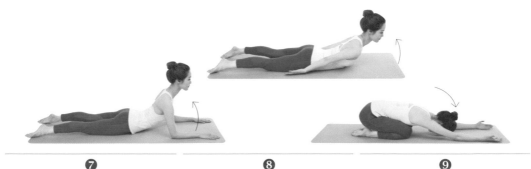

❼
趴姿用手肘撐起上半身
維持 15 秒、重複 3 次（p.75）

❽
趴姿抬起上半身
維持 6 秒、重複 6 次（p.76）

❾
跪姿彎腰伸展雙臂
維持 15 秒、重複 3 次（p.77）

背部

即使脊椎或關節出問題，但只要藉由運動提升肌力，便能正常生活。這是因為層層覆蓋它們的肌肉會取代其作用的緣故。

注意事項

- 站著運動時，從側面來看，耳朵、肩膀、腸骨和褲子的裁縫線要呈一直線。
- 主要操作縮下巴、集中肩胛骨的動作。
- 在不會疼痛的限度內操作伸展操。
- 逐漸增加伸展操的強度和頻率。

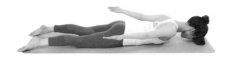

❶
趴姿雙臂向後伸展
維持 6 秒、重複 6 次（p.80）

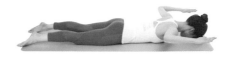

❷
趴姿雙臂彎曲抬起來
維持 6 秒、重複 6 次（p.81）

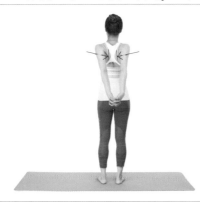

❸
雙手在背後十指緊扣再抬起來
維持 15 秒、重複 3 次（p.82）

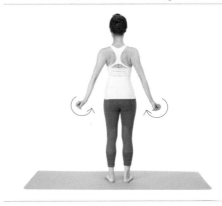

❹
兩隻手腕轉向背後
維持 15 秒、重複 3 次（p.84）

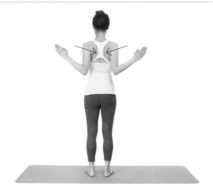

❺
雙臂在背後合攏做出W字形
維持 6 秒、重複 6 次（p.86）

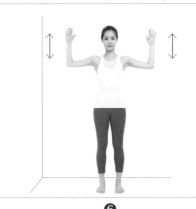

❻
背部緊貼牆壁，雙臂抬起再放下
維持 6 秒、重複 6 次（p.87）

頸部

伸展操可保護關節膜、使肌肉暖和、紓緩疼痛。藉由肌力運動打造出的肌肉可支撐骨頭與骨頭，營造穩定性，避免關節鬆動。

紓解頸部疼痛的伸展操

注意事項

- 主要操作縮下巴的動作。
- 除了頸部之外,別讓身體其它部位如肩膀或軀幹一起動。
- 在不會疼痛的限度內操作伸展操。
- 逐漸增加伸展操的強度和頻率。

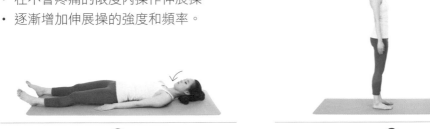

❶
躺姿下巴向下壓
維持 6 秒、重複 6 次(p.90)

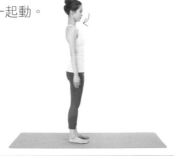

❷
下巴向下壓
維持 6 秒、重複 6 次(p.91)

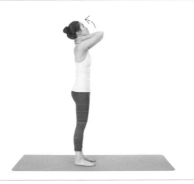

❸
雙手在頸後方十指緊扣,頭向後仰
維持 15 秒、重複 3 次(p.92)

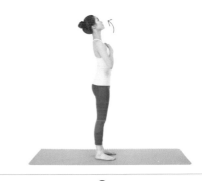

❹
雙手置於胸前,頭向後仰
維持 15 秒、重複 3 次(p.93)

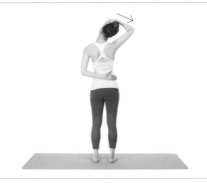

❺
單手扶著頭,往旁邊輕拉頸部
維持 15 秒、重複 3 次、換手(p.94)

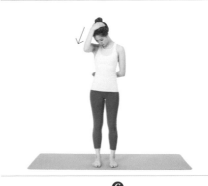

❻
單手扶著頭,往對角線輕拉頸部
維持 15 秒、重複 3 次、換手(p.95)

肩膀

年紀大導致關節衰弱時，「肌力」是維持關節
健康的方法之一。適當的伸展操與肌力運動可
提高對外界的抵抗力，並能預防退化性椎間盤
與關節疾病。

紓解肩膀疼痛的伸展操

注意事項

- 專注於強健肩胛骨周圍肌肉的運動。
- 在不會疼痛的限度內操作伸展操。
- 逐漸增加伸展操的強度和頻率。

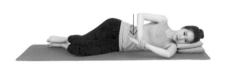

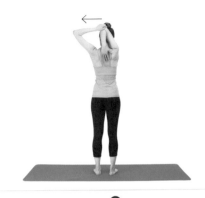

❶ 側躺緊握手腕再下壓
維持 15 秒、重複 3 次（p.98）

❷ 在背後輕拉手肘
維持 15 秒、重複 3 次、換手（p.99）

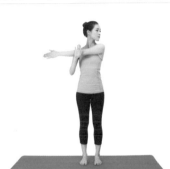

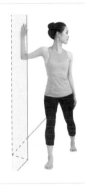

❸ 手臂在胸前側壓
維持 15 秒、重複 3 次、換手（p.100）

❹ 手肘緊貼牆壁，延展肩膀
維持 15 秒、重複 3 次、換手（p.101）

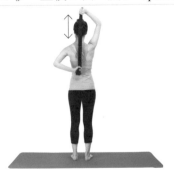

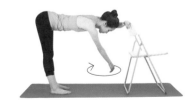

❺ 在背後將毛巾往上拉
維持 15 秒、重複 3 次、換手（p.102）

❻ 手臂自然垂下不出力，再轉動手臂
轉動 30 秒、重複 2 次、換手（p.103）

手肘

大家可能會小看簡易伸展操，但是持續做伸展操的話，便能打造健康的身體。

紓解手肘疼痛的伸展操

注意事項

- 進行手肘伸展操時，手肘別彎曲。
- 在不會疼痛的限度內操作伸展操。
- 主要操作延展手臂肌肉的動作。
- 逐漸增加伸展操的強度和頻率。

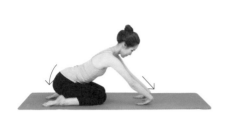

❶
跪姿手背撐地
維持 15 秒、重複 3 次（p.106）

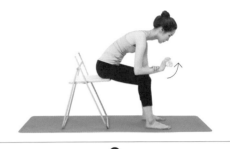

❷
坐在椅子上緊握水瓶，手腕向上再向下
維持 15 秒、重複 3 次、換手（p.107）

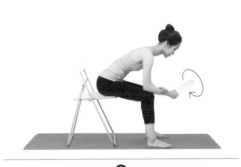

❸
坐在椅子上緊握水瓶，再轉動手腕
維持 15 秒、重複 3 次、換手（p.108）

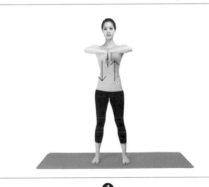

❹
手背互相緊貼向上抬
維持 15 秒、重複 3 次（p.109）

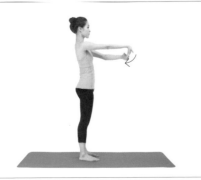

❺
手臂平舉再輕拉手掌
維持 15 秒、重複 3 次、換手（p.110）

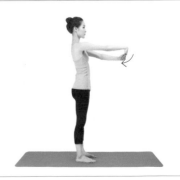

❻
手臂平舉再輕拉手背
維持 15 秒、重複 3 次、換手（p.111）

手腕

各項運動一定會活用到必要的肌肉,因此動作
簡單並不代表沒有運動到。別因為動作簡單就
忽視它,也應避免進行強度過高的運動。

紓解手腕疼痛的伸展操

注意事項

- 主要操作手腕向後折的動作。
- 在不會疼痛的限度內操作伸展操。
- 手腕越往臉部方向折，對手腕和手臂越好。
- 逐漸增加伸展操的強度和頻率。

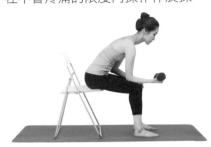

❶
坐在椅子上緊握毛巾再鬆開
維持 15 秒、重複 3 次、換手（p.114）

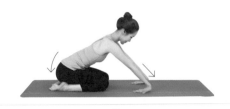

❷
跪姿反轉手掌再撐地
維持 15 秒、重複 3 次（p.116）

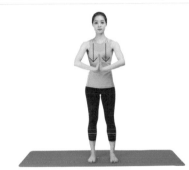

❸
手臂平舉，手掌互相緊貼向下壓
維持 15 秒、重複 3 次（p.117）

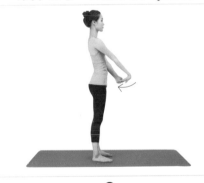

❹
緊抓手掌延展手臂
維持 15 秒、重複 3 次、換手（p.118）

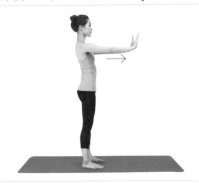

❺
雙臂平舉再伸直，手腕向後折
維持 6 秒、重複 6 次（p.119）

骨盆

大量運動未必是好事，採取正確動作進行適合
自己身體的運動才是重要的。

紓解骨盆疼痛的伸展操

注意事項

- 主要操作延展臀部肌肉的動作。
- 為了盡量讓臀部肌肉有緊繃感，請確實調整動作的角度。
- 在不會疼痛的限度內操作伸展操。
- 逐漸增加伸展操的強度和頻率。

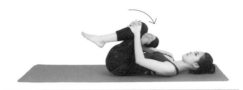

❶
躺姿抬腿再輕拉
維持 15 秒、重複 3 次、換腳（p.122）

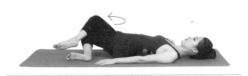

❷
躺姿翹腳再向兩側輕壓
維持 15 秒、重複 3 次、換腳（p.123）

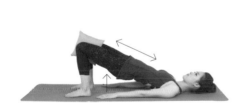

❸
躺姿雙腿中間夾抱枕再抬臀
維持 6 秒、重複 6 次（p.124）

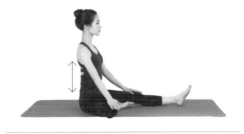

❹
坐姿單腳盤腿輕壓膝蓋
維持 10 秒、重複 5 次、換腳（p.126）

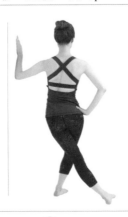

❺
手肘緊貼牆壁延展側腹部
維持 15 秒、重複 3 次、換手（p.128）

膝蓋

大腿肌肉負責分散走路時、跳躍時體重加壓在膝蓋上的垂直壓力，讓膝蓋能夠支撐住。一旦大腿肌肉弱化，便會導致退化性關節炎，同時造成膝蓋不穩定。

紓解膝蓋疼痛的伸展操

注意事項

- 為了減輕膝蓋疼痛，務必好好呵護大腿。
- 一開始主要操作坐著強健大腿肌肉的動作。
- 在不會疼痛的限度內操作伸展操。
- 逐漸增加伸展操的強度和頻率。

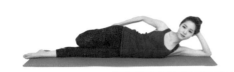

❶
側躺曲腿再輕拉
維持 15 秒、重複 3 次、換腳（p.132）

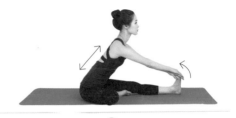

❷
坐姿單腳盤腿再輕拉腳尖
維持 15 秒、重複 3 次、換腳（p.134）

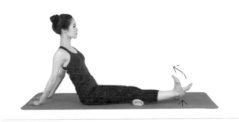

❸
坐姿膝蓋後方墊毛巾再勾起腳背
維持 6 秒、重複 6 次、換腳（p.136）

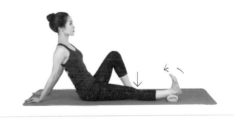

❹
坐姿腳踝墊毛巾再勾起腳背
維持 6 秒、重複 6 次、換腳（p.137）

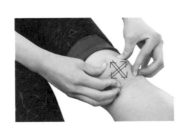

❺
坐姿活動膝蓋骨
上下左右活動、換腳（p.138）

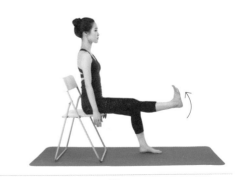

❻
坐姿伸直腿部再勾起腳背
維持 6 秒、重複 6 次、換腳（p.139）

腳踝

學生、主婦、運動選手、高齡人士的運動量會根據各自的活動量而有所不同，運動量只要能滿足日常生活的活動量即可。

紓解腳踝疼痛的伸展操

注意事項

- 主要操作強健小腿外側肌肉的動作。
- 在不會疼痛的限度內操作伸展操。
- 活動腳踝時，腿千萬不能一起轉動。
- 逐漸增加伸展操的強度和頻率。

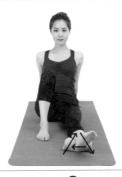

❶
坐姿用腳踝寫英文字母
寫 ABC 10 次、重複 3 次、換腳（p.142）

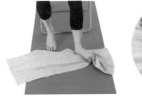

❷
坐在椅子上用腳趾抓住毛巾再輕推
每次 10 下、重複 3 次、換腳（p.144）

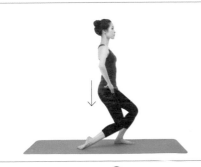

❸
輕壓腳背
維持 15 秒、重複 3 次、換腳（p.146）

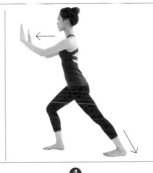

❹
雙手緊貼牆壁延展小腿肚
維持 15 秒、重複 3 次（p.148）

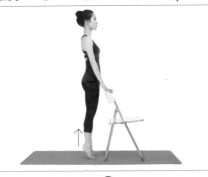

❺
扶著椅子踮腳
維持 3 秒、重複 6 次（p.150）

腳掌

一旦養成姿勢不當的習慣，進而導致身體適應錯誤的姿勢，身體的肌肉與關節就會受損。

紓解腳掌疼痛的伸展操

注意事項

- 主要操作強健腳掌肌肉的動作。
- 在不會疼痛的限度內操作伸展操。
- 操作時應確實調整大拇趾的角度。
- 逐漸增加伸展操的強度和頻率。

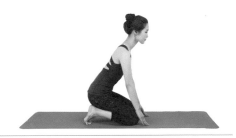

❶
跪姿立起腳趾
維持 15 秒、重複 3 次（p.154）

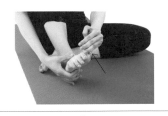

❷
坐姿輕拉腳趾
維持 15 秒、重複 3 次、換腳（p.156）

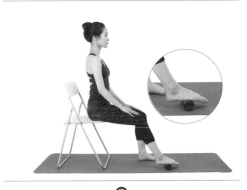

❸
坐在椅子上用腳掌滾動瓶子
每次 30 下、重複 2 次、換腳（p.157）

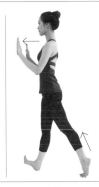

❹
雙手緊貼牆壁延展腳掌
維持 15 秒、重複 3 次、換腳（p.158）

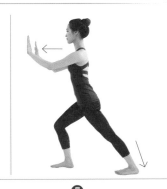

❺
雙手緊貼牆壁延展小腿肚
維持 15 秒、重複 3 次（p.160）

我們所熟知的伸展操和復建計畫多半也是以國民體操為基礎所設計的。所以，確實做好國民體操，便能保有健康的腰部，同時也能呵護全身的健康。

用語解釋

比目魚肌　Soleus Muscel／位於脛骨後方，構成小腿三頭肌的比目魚形肌肉，有提起後腳跟的功用。

關節　Joint／連接兩骨頭的部位。以運動學來說，意指可動關節。

關節囊　Capsule／包覆關節的皮膜。

表層肌肉　Global Muscles／大肌肉／最貼近肌膚的肌肉，可瞬間施力，負責活動。

肩峰　Acromion／肩胛骨的外側末端。

烏龜頸　頸部向前突出的姿勢。

提肩夾肌　Musculus Levator Scapulas／將肩膀往上提的肌肉。

結締組織　Connective Tissue／緊密相連的三層膜，包覆及支撐肌肉、骨頭、神經、器官等人體部位，可分為膠原纖維、網狀纖維、彈性纖維等。

痙攣　Spasticity／因伸張反射過度興奮而導致肌肉伸張速度相對增加的肌肉緊張狀態。

骨盆底肌　Pelvis Floor／位於骨盆最下方的肌肉。

攣縮　Contracture／關節、肌肉、軟組織或皮膚收縮導致四肢活動受限的狀態。

棘下肌　Infraspinatus／緊貼肩胛骨後方與肱骨後方的肌肉。因激烈運動或肩膀瞬間扭傷等急性壓力或過度負荷的情況下會出問題。稍息姿勢、手臂伸向褲子後方口袋、梳頭髮和刷牙時會引起疼痛感。

筋膜　Fascia／包覆肌肉表面的膜，位於皮膚和肌肉之間，遍佈全身，強度和厚度因不同部位而有所差異。屬於結締組織的一種，具有保護及支撐肌肉等身體內部構造的作用。

肌肉　Muscel／肌細胞聚集而成的堅韌肌鍵，與骨頭相連，佔體重的五成左右。有緊鄰骨頭的肌肉、組成內臟器官的肌肉與構成心臟的肌肉等。

內收肌　Adductor Muscel／有將骨盆向內收的作用，可分為恥骨肌、內收短肌、內收長肌、內收大肌。具有將雙腿併攏的作用，走路時，如果腳在後面，內收肌可以把腳往前收，如果腳在前面，內收肌可以把腳往後收。一旦內收肌萎縮，膝蓋就會往內縮，形成膝內翻，也就是 O 型腿。

菱形肌　Rhomboid Muscel／位於背部的菱形肌肉。

闊筋膜張肌　Tensor Fasciae Latea／負責髖關節彎曲、內轉、外轉的肌肉。膝蓋伸直的狀態下，有將腿往內側轉動及抬腿的作用。

股四頭肌　Musculus Quadriceps Femoris／位於大腿前側的強壯大肌肉。由股直肌、股外側肌、股中間肌、股內側肌等四塊肌肉所組成。

股直肌　Rectus Femoris／大腿前側股四頭肌之一，位於最外側。

股二頭肌　Biceps Femoris／大腿後側肌肉群之一，位於大腿後方最外側的麻花瓣狀肌肉。

頭夾肌　Splenius Capitis／背部上方和頸後方的肌肉

椎間盤　Intervertebral Disc／連接兩椎骨之間的軟骨結構。

膝蓋骨　Patella／位於膝關節前方的三角形骨頭。

腓肌　Peroneal Muscle／位於腓骨的肌肉，具有調整動作的作用，由腓骨短肌、腓骨長肌所組成。

腓腸肌　Gastrocnemius／位於小腿後側的淺層肌肉，能使出強勁力道。

斜角肌　Scaleni Muscle／位於頸部外側，可分為前斜角肌、中斜角肌、後斜角肌。

深層肌肉　Inner Muscle／穩定肌（Stabilizer Muscle）／最貼近骨頭的肌肉，跟維持關節穩定性、正確姿勢和體型有密切關係，掌管身體的基本體力與活動。

阿基里斯腱　Achilles Tendon／位於腳後跟後方的肌腱，是身上最大、最強壯的肌腱。走路時，它能讓身體往前進。跑步或跳躍時扮演重要角色。

軟骨　Cartilage／由軟骨細胞和軟骨基質所構成，關節組織的一部分。

五十肩　Frozen Shoulder／引起肩關節慢性疼痛和運動受限的常見疾病。

腹斜肌　Oblique Muscle／連接肩胛骨和臀部，具有固定臀部的作用，並能防止身體歪斜，協助脊椎往前、往兩旁彎曲以及脊椎的旋轉運動。身體轉動的所有要素都會受到腹斜肌影響，因此腹斜肌也稱為旋轉軸。可分為方向不同的腹內斜肌與腹外斜肌，分別位於左右兩側。腹外斜肌負責讓同側肩膀往前旋轉，腹內斜肌則負責讓同側肩膀往後旋轉。

腰方肌　Lumbar Quadrate Muscle／側彎腰或挺直腰部時會使用到的肌肉。連接臀部、脊椎和胸骨，因此能將脊椎固定在臀部上，走路時也能固定臀部。

梨狀肌　Piriformis Muscle／位於臀大肌下方的肌肉。

韌帶　Ligament／連接兩骨頭之間的強韌纖維性結締組織。

屈拇長肌　Flexor Hallucis Longus／附著在脛骨和腓骨上，位於最深處的深層肌肉，負責控制腳踝的安全性與足部的平衡。走路時會產生用大拇趾壓地面的力量，加速拇指外翻（Hullux Valgus，大拇趾的骨頭向外突出）的速度。楦頭窄小的鞋會容易讓筋受傷。

髂腰肌　Iliopsoas Muscle／髂肌和腰大肌兩塊肌肉的合稱。從肚臍兩側 3 公分連接至大腿的肌肉，有彎腰再挺直或是將腿往外轉的作用。

前鋸肌　Serratus Anterior／在維持肩胛骨的穩定狀態方面起重要作用。

脛骨前肌　Anterior Tibial Muscle／小腿肌之一，位於脛骨前側，是用來活動踝關節的肌肉，腳踝往上抬或腳掌往內彎時會起作用。走路時會持續起作用，走斜坡時最常使用到它。

足底筋膜　Plantar Fascia／由跟骨（Calcaneus）延伸至腳掌前端的五個分支，並附著在腳趾根部的厚纖維筋膜。可維持足弓的形狀，吸收衝擊力。在身體承重的狀態下，有助抬腳，走路時起重要作用。

脊椎　Spine／連接頸部、背部、腰部和尾椎，支撐主要骨骼的骨頭，可分為 7 節頸椎、12 節胸椎、5 節腰椎、5 節薦椎和 4 節尾椎。脊椎內有脊髓（Spinal Cord），脊髓是來自大腦的多發性神經，具有連接中樞神經系統大腦與末梢神經系統末梢器官的作用。脊髓是重要的神經通路，受損時會引起各種麻痺問題，因此由強健的骨骼脊椎來保護。

椎骨狹窄症　Spinal Stenosis／因椎管及椎間孔變窄而引起腰痛或神經症狀的疾病。

脊椎側彎　Scoliosis／從正面來看，脊椎往旁邊彎的狀態。

核心　Core／人體中心與平衡的核心要素，是骨盆底肌的肌肉、腹肌與腰部肌肉的統稱。人體所有力量與動力的發生所在處，負責抓住重心與確保肌肉骨骼的構造。

核心肌肉　Core Muscle／身體展開動作的肌肉，由腹部的橫膈膜與腹橫肌、脊椎的多裂肌與臀部的骨盆底肌等肌肉所構成。

脛骨後肌　Posterior Tibial Muscle／位於小腿後方最深處，從腳踝前面摸得到。腳掌彎曲或走路時可維持平衡。如果經常穿高跟鞋給予刺激，會容易萎縮，並造成踝關節變形、腳掌疼痛。一旦受損，連走路都會有困難。

後縱韌帶骨化症　Ossification of Posterior Longitudinal Ligment／從上到下連接脊椎椎體後側的韌帶中，後縱韌帶異常硬化的疾病。應協助身體正常活動的韌帶像骨頭一樣變硬，壓迫到通過椎管的脊椎神經，進而造成神經失調。主要發生於頸部。

胸鎖乳突肌　Sternocleidomastoid Muscle／位於頸部，由胸骨上端與鎖骨內側延伸至耳後乳突的纖長大肌肉。為了定出頸部構造的位置，有時也被當作指標使用。具有單側肌肉收縮，頭就會向同側傾斜的作用，也就是同一側的耳朵會碰到肩膀，臉則會朝反方向和上方轉動。左右兩邊會同時作用。

肌腱　Tendon／使肌肉附著在骨頭上的纖維性軟組織。跟肌肉一樣有紋理，但是結締組織的含量比細胞實質高，既強韌又柔軟，而且沒有彈性。

健康樹 健康樹系列094

釋放疼痛的5分鐘速效伸展

10大最常見的痛症部位，59個最關鍵的精準伸展，動作到位5分鐘就見效
스포츠재활전문가 문훈기 박사 통증 잡는 스트레칭

作　　　者	文熏基
譯　　　者	林育帆
總 編 輯	何玉美
主　　編	張志華
封面設計	張天薪
內文排版	菩薩蠻數位文化有限公司

出版發行	采實出版集團
行銷企劃	黃文慧・陳詩婷・陳苑如
業務發行	林詩富・張世明・何學文・吳淑華・林坤蓉
會計行政	王雅蕙・李韶婉
法律顧問	第一國際法律事務所　余淑杏律師
電子信箱	acme@acmebook.com.tw
采實官網	http://www.acmebook.com.tw/
采實粉絲團	http://www.facebook.com/acmebook

I S B N	978-986-95018-7-3
定　　價	360元
初版一刷	2017年9月
劃撥帳號	50148859
劃撥戶名	采實文化事業有限公司
	104台北市中山區建國北路二段92號9樓
	電話：02-2518-5198
	傳真：02-2518-2098

國家圖書館出版品預行編目資料

釋放疼痛的5分鐘速效伸展 / 文熏基作；林育帆譯.
-- 初版. -- 臺北市：采實文化, 民106.09　面；　公分. -- (健康樹系列；94)
ISBN 978-986-95018-7-3(平裝)

1.健身操 2.運動健康

411.711　　　　　　　　　　　　　　　　　　　　106011847

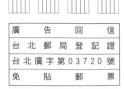

采實文化事業股份有限公司
ACME PUBLISHING

10479台北市中山區建國北路二段92號9樓
采實文化讀者服務部　收
讀者服務專線：（02）2518-5198

釋放疼痛的
5分鐘
速效 伸展

스포츠재활전문가 문훈기 박사 통증 잡는 스트레칭
文薰基－著 林育帆－譯

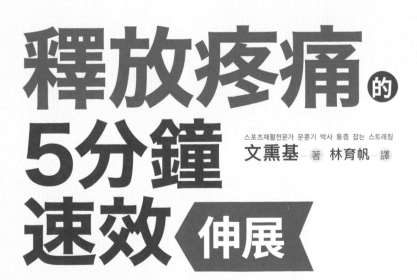

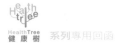

系列：健康樹系列094

書名：釋放疼痛的5分鐘速效伸展

　　10大最常見的痛症部位，59個最關鍵的精準伸展，動作到位5分鐘就見效

　　스포츠재활전문가 문훈기 박사 통증 잡는 스트레칭

讀者資料（本資料只供出版社內部建檔及寄送必要書訊使用）：

1. 姓名：

2. 性別：□男　□女

3. 出生年月日：民國　　　　年　　　　月　　　　日（年齡：　　　　歲）

4. 教育程度：□大學以上　□大學　□專科　□高中（職）　□國中　□國小以下（含國小）

5. 聯絡地址：

6. 聯絡電話：

7. 電子郵件信箱：

8. 是否願意收到出版物相關資料：□願意　□不願意

購書資訊：

1. 您在哪裡購買本書？□金石堂（含金石堂網路書店）　□誠品　□何嘉仁　□博客來

　□墊腳石　□其他：＿＿＿＿＿＿＿＿＿＿＿＿（請寫書店名稱）

2. 購買本書日期是？＿＿＿＿年＿＿＿＿月＿＿＿＿日

3. 您從哪裡得到這本書的相關訊息？□報紙廣告　□雜誌　□電視　□廣播　□親朋好友告知

　□逛書店看到　□別人送的　□網路上看到

4. 什麼原因讓你購買本書？□喜歡作者　□注重健康　□被書名吸引才買的　□封面吸引人

　□內容好，想買回去做做看　□其他：＿＿＿＿＿＿＿＿＿＿＿＿＿＿＿＿＿＿（請寫原因）

5. 看過書以後，您覺得本書的內容：□很好　□普通　□差強人意　□應再加強　□不夠充實

　□很差　□令人失望

6. 對這本書的整體包裝設計，您覺得：□都很好　□封面吸引人，但內頁編排有待加強

　□封面不夠吸引人，內頁編排很棒　□封面和內頁編排都有待加強　□封面和內頁編排都很差

寫下您對本書及出版社的建議：

1. 您最喜歡本書的特點：□圖片精美　□實用簡單　□包裝設計　□內容充實

2. 關於運動或健康的訊息，您還想知道的有哪些？

＿＿

＿＿

3. 您對書中所傳達的伸展知識及步驟示範，有沒有不清楚的地方？

＿＿

＿＿

4. 未來，您還希望我們出版哪一方面的書籍？

＿＿

＿＿